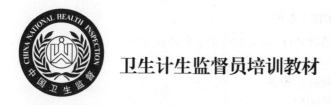

卫生计生监督员培训教材

传染病防治卫生监督分册

国家卫生计生委卫生和计划生育监督中心　组织编写

主　　编　胡　光　高小蔷

副主编　时玉昌　顾　健　俞　汀　袁青春

执行主编　吴建军　张鸿斌

编　　委（以姓氏笔画为序）

马志鑫　王绍鑫　卢　杰　师厚华

李　健　李　霞　李文森　吴晓熙

余　书　张一凡　俞　汀　袁青春

顾　健　徐庆华　曹永章　裴红生

编　　务　刘　昊　承叶奇　黄　静

人民卫生出版社

图书在版编目（CIP）数据

卫生计生监督员培训教材. 传染病防治卫生监督分册 /
国家卫生计生委卫生和计划生育监督中心组织编写 . --
北京：人民卫生出版社，2018

ISBN 978-7-117-27440-1

Ⅰ. ①卫… Ⅱ. ①国… Ⅲ. ①卫生工作 – 执法监督 –
中国 – 岗位培训 – 教材②传染病防治 – 执法监督 – 中国 –
岗位培训 – 教材 Ⅳ. ①D922.16

中国版本图书馆 CIP 数据核字（2018）第 244117 号

| 人卫智网 | www.ipmph.com | 医学教育、学术、考试、健康，购书智慧智能综合服务平台 |
| 人卫官网 | www.pmph.com | 人卫官方资讯发布平台 |

卫生计生监督员培训教材
传染病防治卫生监督分册

组织编写：国家卫生计生委卫生和计划生育监督中心
出版发行：人民卫生出版社（中继线 010-59780011）
地　　址：北京市朝阳区潘家园南里 19 号
邮　　编：100021
E - mail：pmph @ pmph.com
购书热线：010-59787592　010-59787584　010-65264830
印　　刷：三河市潮河印业有限公司
经　　销：新华书店
开　　本：710 × 1000　1/16　　印张：14
字　　数：259 千字
版　　次：2018 年 12 月第 1 版　2019 年 11 月第 1 版第 2 次印刷
标准书号：ISBN 978-7-117-27440-1
定　　价：45.00 元

前　言

卫生计生执法监督是深入推进依法行政、有效推动法治政府建设、推进治理能力现代化，维护人民健康的重要保障。党的十九大提出实施健康中国战略，为人民群众提供全方位全周期的健康服务。为更好的服务健康中国战略，培养监督员的专业能力和专业精神，增强基层执法监督队伍适应新时代中国特色社会主义的发展要求，规范卫生计生执法行为，推进综合监督执法，国家卫生计生委卫生和计划生育监督中心为基层执法监督人员组织编写了卫生计生监督培训系列教材。

《卫生计生监督员培训教材——传染病防治卫生监督分册》是基层卫生监督员培训系列教材之一。教材以传染病防治卫生监督网络课程讲义为基础，经多年培训实践修订而成。教材分为上、下篇，上篇为传染病防治卫生监督，共分为八章，分别为传染病防治卫生监督概论、预防接种卫生监督、法定传染病疫情报告卫生监督、传染病预防控制措施卫生监督、消毒隔离卫生监督、医疗废物处置卫生监督、病原微生物实验室生物安全卫生监督及突发重大传染病疫情防控卫生监督；下篇为消毒产品卫生监督，共分为五章，分别为消毒产品卫生监督概论、消毒产品及其生产企业卫生行政许可、消毒产品生产企业卫生监督、消毒产品经营使用单位和在华责任单位卫生监督及消毒产品卫生安全评价要求。

教材在编写过程中综合考虑了基层监督员的日常操作应用，内容涵盖了法律依据、监督职责、监督检查内容及方法、违法行为的查处、案例介绍等，既可作为新入职卫生监督员的培训教材，也可作为日常监督检查的参考资料，具有较强的实用性。

本书的编写得到了国家卫生计生委综合监督局、江苏省卫生监督所和传染病防治卫生监督培训教研组的大力支持，在此表示诚挚感谢！

由于水平有限，本教材难免有错漏和不妥之处，敬请批评指正。

编　者

2018 年 8 月

目　录

下篇　消毒产品卫生监督

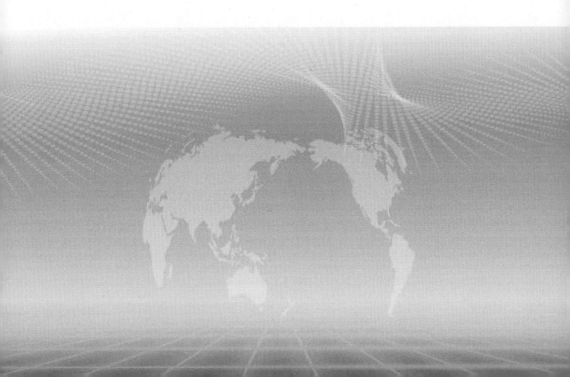

上篇
传染病防治卫生监督

第一章

传染病防治卫生监督概论

第一节　概　　述

传染病防治卫生监督是指卫生计生行政部门及其综合监督执法机构履行依法行政职能，依据《中华人民共和国传染病防治法》（以下简称《传染病防治法》）及其相关法律法规等，对医疗卫生机构为主体的行政相对人履行传染病防治职责的行为进行监督执法，并对违反传染病防治法律法规行为追究法律责任的卫生行政执法行为。是卫生监督机构重要职责之一。其目的是通过对传染病防治工作实施统一监督检查，达到预防、控制和消除传染病的发生与流行，保障人体健康和公共卫生。

原国家卫生计生委印发的《传染病防治卫生监督工作规范》（国卫监督发〔2014〕44号）规定，传染病防治监督对象为医疗卫生机构，包括医疗机构、疾病预防控制机构和采供血机构。目前，随着医药卫生体制改革的进一步深化，我国的传染病防治卫生监督执法工作不断强化，依法行政力度不断加大，行业监管能力不断增强，促进了医疗卫生机构传染病防治工作措施的有效落实。

一、历史沿革

（一）传染病防治法律制度的沿革

我国高度重视传染病的防治工作，重视运用立法手段强化对传染病的预防、控制和管理。中华人民共和国成立以来，传染病防治法律制度的建设大致历经起步和初步发展、"文化大革命"10年的停滞、重新发展和繁荣3个阶段。

1. 起步和初步发展阶段　该阶段是以控制急性传染病为重点的法制建设阶段。1950年，中央人民政府政务院（后更名为国务院）颁发了《关于发动秋季种痘的指示》。1955年，经国务院批准，原卫生部发布《传染病管理办法》，首次对传染病进行分类管理。其后，我国的传染病防治立法得到初步发展,国务院发布或批准发布了一系列传染病防治的法规,如《中华人民共和国国境卫生检验条例》《食品卫生管理试行条例》等。《中华人民共和国国境卫生检验条例》是我国首部由国家最高权力机关颁布的卫生法律。

2. "文化大革命"10年的停滞阶段 1966—1976年,传染病防治立法处于停滞,原有的卫生法律也不能发挥应有的作用。

3. 重新发展和繁荣阶段 1978年党的十一届三中全会的召开,揭开了我国改革开放的序幕,提出了加强社会主义法制建设,传染病防治立法工作重新发展繁荣。为了加快控制和消灭急性传染病的发生与流行,1978年9月,经国务院批准,原卫生部发布了《中华人民共和国急性传染病管理条例》,第一次以立法形式确认了预防为主的方针。根据传染病防治工作需要,《公共场所卫生管理条例》及其实施细则(1987年)、《消毒管理办法》(1987年)等法规、规章和规范性文件相继颁布,传染病防治和管理的法律制度初步确立。

1989年,在总结中华人民共和国成立后传染病防治工作的方针、政策及成功经验的基础上,《传染病防治法》颁布施行。1991年12月,经国务院批准,原卫生部颁布了《传染病防治法实施办法》。《传染病防治法》及其实施办法的颁布施行,系统地确立了我国对传染病的预防、疫情报告与公布、控制和监督的法律制度,标志着我国传染病防治工作开始全面走上了法制化管理轨道。

同时,与《传染病防治法》相关的一系列配套法规及规章逐步出台,对传染病病人禁止从事的工作、疫情报告的具体时限、疫情通报和公布的具体做法以及传染病防治卫生监督执法程序等方面作了进一步的规定。1993年,《传染病防治监督行政处罚程序》(卫生部令第30号)发布,保证传染病监督部门依法行使行政职权。

随着社会主义市场经济体制的确立、民主法制建设的进程,特别是2003年经历抗击传染性非典型肺炎(SARS)后,我国公共卫生建设得到进一步加强。2004年新修订了《传染病防治法》,这成为我国传染病防治的法律基础和传染病防治工作管理的基本要求。随之,《医疗废物管理条例》《病原微生物实验室生物安全管理条例》《疫苗流通和预防接种管理条例》《突发公共卫生事件应急条例》《艾滋病防治条例》《血吸虫病防治条例》等法规和原卫生部相应的规章、规范性文件和标准相继颁布实施,构建、完善了我国传染病防治的法律体系,体现了"依法防病、科学防病"的理念,也成为依法加强传染病防治卫生监督的依据。

(二)传染病防治卫生监督体制的改革与发展

伴随我国传染病防治法制建设的进程,传染病防治卫生监督从无到有,不断发展。

早在中华人民共和国成立初期,国家就确立了卫生监督制度。1954年第三届全国卫生行政会议指出，我国"应逐步建立卫生监督制度，首先从新建的主要工矿开始试办预防性卫生监督"。"预防为主"的卫生工作方针是我国公共卫生立法和卫生监督的指导原则。

长期以来，传染病防治卫生监督的实施主体为各级卫生防疫站、防治机构。1953 年，政务院 167 次政务会议决定在全国建立各级卫生防疫站，促进了传染病防治卫生监督工作的快速发展。1954 年原卫生部颁布《卫生防疫站暂行办法》，明确规定卫生防疫站的任务是预防性、经常性监督和传染病管理。卫生防疫站运用科学理论和技术开展卫生防疫监测、监督，既是卫生防疫工作的业务技术指导中心，又是依法实行卫生监督的执法机构。监督执法的实践也促进和推动了卫生立法工作的发展。1982 年颁布的《食品卫生法（试行）》，成为我国公共卫生执法史上的重要转折，公共卫生管理从传统的卫生行政管理开始转向法制管理。

为加强传染病防治卫生监督，1992 年，原卫生部印发《关于宣传学习贯彻〈传染病防治法〉及其〈实施办法〉的意见》，明确提出"加强监督执法队伍的建设，完善执法装备"，要求各级卫生行政部门充分利用现有卫生防治机构的人力、物力，建立卫生行政部门统一执法的队伍，按照法定程序完善监督员的聘任工作；积极争取各级政府对实施传染病防治法和开展执法监督活动的支持，创造执法条件，完善执法工作所必需的基本装备。由省级以上卫生行政部门对地方卫生行政部门推荐的传染病管理监督员予以聘任和发放证书。我国传染病防治卫生监督工作有了一支相应的管理监督队伍。

随着我国改革开放的不断深入，1997 年，中共中央　国务院发布《关于卫生改革与发展的决定》，提出"到 2000 年初步建立起具有中国特色的包括卫生服务、医疗保障、卫生执法监督的卫生体系。"明确了我国卫生监督体制改革的总体方向。原有的在计划经济体制下形成的以卫生防疫站为主体的卫生监督体制朝着适应社会主义市场经济体制建立和法制建设的要求进行改革。1998 年，原卫生部调整并成立了卫生法制与监督司，负责卫生立法以及公共卫生监督管理工作。2000 年 1 月经国务院同意，并商中编办、财政部、国务院法制办同意，原卫生部印发《关于卫生监督体制改革的意见》（卫办发〔2000〕16 号），"按照依法行政、政事分开和综合管理的原则，调整卫生资源配置，理顺和完善现行卫生监督体制，建立结构合理、运转协调、行为规范、程序明晰、执法有力、办事高效的卫生监督新体制"。界定卫生监督所"是同级卫生行政部门在其辖区内，依照国家法律、法规行使卫生监督职责的执行机构"，卫生监督体制改革正式全面推开。2001 年，原卫生部印发《关于卫生监督体制改革实施的若干意见》和《关于疾病预防控制体制改革的指导意见》（卫办发〔2001〕112 号），重新划分了疾病预防控制机构与卫生监督机构的职责和任务

（简称"两项体制改革"）。

2005 年，《关于卫生监督体系建设的若干规定》（卫生部第 39 号令）发布。进一步明确依法监督传染病防治工作是卫生监督的主要职责之一。根据该《规定》，传染病防治卫生监督的主要工作为：对医疗卫生机构（医疗机构、采供血机构和疾病预防控制机构）的传染病疫情报告、疫情控制措施、医疗废物处置情况和医疗机构消毒隔离制度执行情况、疾病预防控制机构菌（毒）种管理情况开展日常卫生监督工作。

2006 年初，经国务院领导同意、中编办批复，原卫生部在原卫生执法监督司的基础上组建成立卫生监督局，从组织机构上加强卫生监督职能，特别是加强医疗服务监管工作。2010 年，原卫生部印发《传染病防治日常卫生监督工作规范》（卫监督发〔2010〕82 号），规范各级卫生行政部门及其卫生监督机构开展传染病防治日常卫生监督。

2013 年，机构改革后的原国家卫生计生委出台《国家卫生计生委关于切实加强综合监督执法工作的指导意见》（国卫监督发〔2013〕40 号），明确传染病防治卫生监督内容为对医疗机构、采供血机构、疾病预防控制机构的传染病疫情报告、疫情控制措施、消毒隔离制度执行情况、医疗废物处置情况和菌（毒）种管理情况等监督检查，并查处违法行为。根据该指导意见，并认真总结这几年《传染病防治日常卫生监督工作规范》的执行情况，结合机构改革和职能转变要求，原国家卫生计生委组织对《传染病防治日常卫生监督工作规范》进行了修改完善，于 2014 年 7 月颁布了《传染病防治卫生监督工作规范》，明确传染病防治卫生监督内容为预防接种、传染病疫情报告、疫情控制措施、消毒隔离制度执行情况、医疗废物处置情况及病原微生物实验室生物安全共六项监督检查内容。

目前，一个从中央到省、市、县，并逐渐延伸到农村的卫生监督体系逐步形成，从体制机制上促进了《传染病防治法》的贯彻落实，传染病防治工作从行政管理步入法制管理轨道。

二、卫生监督职责

《传染病防治法》第五十三条明确了县级以上人民政府卫生计生行政部门对传染病防治工作履行监督检查的职责。具体为：

1. 对下级人民政府卫生计生行政部门履行传染病防治法规定的传染病防治职责进行监督检查。

2. 对疾病预防控制机构、医疗机构的传染病防治工作进行监督检查。

3. 对采供血机构的采供血活动进行监督检查。

4. 对用于传染病防治的消毒产品及其生产单位进行监督检查，并对饮用水供水单位从事生产或者供应活动以及涉及饮用水卫生安全的产品进行监督检查。

5. 对传染病菌种、毒种和传染病检测样本的采集、保藏、携带、运输、使用进行监督检查。

6. 对公共场所和有关单位的卫生条件和传染病预防、控制措施进行监督检查。

省级以上人民政府卫生计生行政部门负责组织对传染病防治重大事项的处理。

这些监督检查职责，主要涉及以下几个方面：①职责的履行：如上下级的层级监督，下级卫生计生行政部门是否履行《传染病防治法》规定的防治职责；医疗卫生机构在传染病防治工作中肩负着十分重要的职责，他们工作的好坏直接影响着传染病防治工作。②行为的规范：如采供血机构在采集、供应血液、血浆等是否符合操作规程和制度；传染病菌毒种和检测样本的采集、保藏、运输的规范操作等。③许可的行为：对于用于传染病防治的消毒产品及其生产企业、涉水产品、集中式供水单位、公共场所实行卫生行政许可的设立检查。对传染病菌(毒)种和传染病检测样本的采集、保藏、携带、运输和使用实行许可制度。④卫生的条件：如对人群聚集的公共场所的卫生条件，其环境、公共设施和提供的公用物品是否符合国家规定的卫生标准和卫生要求。检查公共场所的传染病预防控制措施情况，如宾馆、饭店等公共场所是否放置、设置用于艾滋病预防的工具等。

当出现重大传染病疫情、群体性不明原因传染病、境外传入的新传染病、新发现已经被宣布消灭的传染病等有影响的传染病防治事项时，省级以上卫生计生行政部门必须负责组织处理。

作为设区的市、县级卫生计生行政部门及其综合监督执法机构，应当根据本省(区、市)传染病防治卫生监督工作规划、年度计划，结合实际，制定辖区内传染病防治卫生监督计划，明确重点监督内容并组织落实。按照属地管理原则，对辖区内医疗卫生机构预防接种、传染病疫情报告、传染病疫情控制措施、消毒隔离制度执行情况、医疗废物处置及病原微生物实验室生物安全管理等传染病防治工作进行监督检查，组织查处辖区内传染病防治违法案件。负责辖区内传染病防治卫生监督信息的汇总、核实、分析和上报工作，承担上级部门指定或交办的传染病防治卫生监督任务。设区的市对县级传染病防治卫生监督工作进行指导、督查。

传染病一般具有传染性、流行性、反复性和突发性的特点，由此决定了传染病防治是一项长期的社会性工作。因此，不仅需要动员全社会共同参与，实行综合治理；更需要以法律形式明确公民、社会组织和政府的责任，使传染病防治工作法制化。

依法开展传染病防治卫生监督，是维护《传染病防治法》的尊严，保证传染病防治各项有效措施得到贯彻执行，促进和保障社会经济发展的重要手段。一方面可以规范相关责任部门，特别是医疗卫生机构在传染病防治中的行为，引导社会、组织和个人在《传染病防治法》及其相关法律法规范围内活动，自觉守法；另一方面，进一步实现保护合法行为、制裁违法违规行为，保护卫生生产和生活秩序，保护公民的健康权。开展传染病防治卫生监督工作，要用法治思维和法治方式履行职责，做到履行职务不失职，遵守权限和权能不越权，合理行使裁量权不滥权，正确适用法律、避免适法错误，重证据和事实，遵守法定程序、防止程序违法。从事传染病防治的政府卫生行政部门的工作人员严重不负责任，导致传染病传播或者流行，情节严重的，根据《中华人民共和国刑法》（以下简称《刑法》）第四百零九条，以传染病防治失职罪论处，处 3 年以下有期徒刑或者拘役。

三、有关概念与特点

（一）有关概念

《传染病防治法》赋予了医疗卫生机构传染病防治的法定职责，对做好传染病防治工作具有主体责任，对医疗卫生机构的传染病防治卫生监督，是各级综合监督执法机构的重点。我国的医疗卫生机构大致可分为：医疗机构、疾病预防控制机构、妇幼保健机构、采供血机构、卫生检验机构、医学科学研究机构、其他医疗卫生相关机构［如卫生监督机构、医学教育机构、健康教育所（站、中心）］。

1. 医疗机构　医疗机构指依据《医疗机构管理条例》和《医疗机构管理条例实施细则》的规定，经登记取得《医疗机构执业许可证》的机构。根据《国家卫生计生委关于修改〈医疗机构管理条例实施细则〉的决定》（2017 年第 12 号令），医疗机构分为 14 大类别，分别是：①综合医院、中医医院、中西医结合医院、民族医医院、专科医院、康复医院；②妇幼保健院、妇幼保健计划生育服务中心；③社区卫生服务中心、社区卫生服务站；④中心卫生院、乡（镇）卫生院、街道卫生院；⑤疗养院；⑥综合门诊部、专科门诊部、中医门诊部、中西医结合门诊部、民族医门诊部；⑦诊所、中医诊所、民族医诊所、卫生所、医务室、卫生保健所、卫生站；⑧村卫生室（所）；⑨急救中心、急救站；⑩临床检验中心；⑪专科疾病防治院、专科疾病防治所、专科疾病防治站；⑫护理院、护理站；⑬医学检验实验室、病理诊断中心、医学影像诊断中心、血液透析中心、安宁疗护中心；⑭其他诊疗机构。医疗机构按所有制形式分为全民、集体、私人、中外合资（合作）及其他；经营性质分为政府举办非营利、非政府办非营利、营利性；按医疗机构的等级划分为三级、二级、一级及未定级。

2. 疾病预防控制机构　疾病预防控制机构指从事疾病预防控制活动的疾病预防控制中心以及与上述机构业务活动相同的单位。

3. 采供血机构　采供血机构分为血站和单采血浆站。血站是不以营利为目的，采集、提供临床用血的公益性卫生机构。一般分为包括血液中心，中心血站，中心血库的一般血站和包括脐带血造血干细胞库，原国家卫生计生委根据医学发展需要批准、设置的其他类型血库的特殊血站。

4. 单采血浆站　单采血浆站是指根据地区血源资源，按照有关标准和要求并经严格审批设立，采集供应血液制品生产用原料血浆的单位。单采血浆站由血液制品生产单位设置，具有独立的法人资格。

（二）传染病防治监督特点

传染病防治卫生监督执法力度的加强，是卫生监督体制改革的重要成果之一。2001年的"两项体制改革"，使得传染病防治卫生监督从工作机制、监督内容等方面有了根本的转变，由以临时性或突击性的专题检查形式转变为日常性的全面监督和对违法行为的依法查处；由注重行政管理转变为日常依法监管等。

加强传染病防治卫生监督工作是我国加强依法行政，依法防病、科学防病的必然要求。保护公民的健康权，是我国法治建设的重要内容。依法防病、科学防病是我国积极应对重大传染病疫情，加强传染病预防控制实践中总结出来的宝贵经验。中华人民共和国成立以来，尤其是改革开放以来，我国传染病防治法律制度不断健全和完善，传染病防治工作以国家强制力作为保证。同时，传染病是一门科学性很强的学科，预防控制传染病应遵循疾病发生、发展的规律。科学、有效地督查行政相对人落实传染病防治措施，从而达到保护公民的健康权的目的，是传染病防治卫生监督工作的落脚点。

概括起来，传染病防治卫生监督的特征除了卫生监督具有的基本特征以外，还有以下几个特点：

1. 专业性　传染病防治的法律法规始终全面围绕人的健康权问题，《传染病防治法》开门宗义点明了制定该法是为了预防、控制和消除传染病的发生与流行，保障人体健康和公共卫生。保护公民的健康权是卫生监督特有的特征，其基础是对疾病的病因分析、控制措施、治疗方法和技术规范的反复验证和实践。传染病防治相关的法律、法规及其依据上位法制定的规章、标准和规范，正确地反映了医学科学的基本原理和最新研究成果。一方面保证了法律的质量，使传染病防治法律制度建设具有坚实的科学理论基础；另一方面，在实践中具有较强的指导性和操作性。因此，传染病防治卫生监督需要运用自然科学和现代科技手段，需要很强的医学科学专业。卫生监督员无疑也应具备掌握流行病、传染病、临床、统计学等医学知识和法律知识。

2. 广泛性　大多数人认为，在卫生法未出台前，《传染病防治法》是统领卫生法律法规的一部基本卫生法。根据《传染病防治法》制定的法规、规章门类众多，如《疫苗流通和预防接种管理条例》，为国家建立预防接种制度提供了保障；为加强传染病防治方面的生物安全，颁布实施了《病原微生物实验室生物安全管理条例》等；制定了《艾滋病防治条例》《血吸虫病防治条例》《结核病防治管理办法》《性病防治管理办法》和《传染性非典型肺炎防治管理办法》，加强对特殊重大传染病的依法预防和控制；为防止医疗机构内感染的发生，有《消毒管理办法》《医院感染管理办法》及其一系列的国家标准、规范进行行政规范。对公共场所、集中空调通风系统、生活饮用水、消毒产品、涉水产品等社会公共卫生管理，也是依据《传染病防治法》。因此，从广义上讲，传染病防治卫生监督的对象不仅涉及医疗卫生机构，而且涉及公共场所、学校及托幼机构、病原微生物设立单位等涉及传染病防治有关的一切单位和个人。传染病防治的监督内容同样涉及多方面，如法定传染病疫情报告管理、疫苗的预防接种管理、医疗机构的消毒隔离、医疗废物处置、病原微生物实验室生物安全、传染病疫情及流行、暴发期间的控制；对消毒产品、涉水产品、生活饮用水等健康相关产品的监管等。

3. 综合性　传染病防治是一项十分广泛的社会工作，涉及卫生、农业、交通、环保等多个部门。《传染病防治法》规定，县级以上卫生计生行政部门负责本行政区域内的传染病防治及其监督管理工作，应与地方各部门协调一致。该法又明确了各级疾病预防控制机构在传染病防治中的地位和职责，如承担传染病监测、预测、流行病学调查、疫情报告以及其他预防控制工作；对医疗机构的传染病防治工作开展检查指导。传染病的管理与监督，是一项工作的两个方面。因此，综合监督机构应积极与疾病预防控制机构等其他公共卫生部门协调与沟通，监督执法效能将"事半功倍"。

4. 艰巨性　瑞典病理学家福尔克·汉申（Folke Henschen）说过："人类的历史即是疾病的历史。"传染病对人类的威胁是长期的，只要世界上有生物多样性的存在，就必须要面对传染病的问题。同时，诸多社会因素也能促进新的传染病发生，"旧传染病死灰复燃，新传染病不断发现"。另外，随着社会的发展，与传染病防治有关的健康产业、产品不断涌现或分工细化，医院感染控制技术发展迅速，监管要求日趋复杂。如目前中小医疗机构医疗器械的消毒灭菌，出现依托大型医疗机构消毒供应中心统一供应或由社会办消毒供应中心的市场化运作，需要卫生监督机构根据新的特点和现状开展分析研究、提出监督管理措施。这就决定了传染病防治卫生监督工作的长期性和艰巨性。

第二节 执 法 依 据

一、法律法规

传染病防治卫生监督工作主要涉及 1 部法律、8 部行政法规、15 部部门规章。

（一）法律

《传染病防治法》是卫生计生行政部门及其综合监督执法机构开展传染病防治卫生监督的主要法律依据，还可能会涉及《国境卫生检疫法》《动物防疫法》。

《传染病防治法》于 1989 年颁布实施，2004 年 8 月 28 日第十届全国人民代表大会常务委员会第十一次会议修订，同年 12 月 1 日施行。该法对传染病预防、疫情报告、控制以及医疗救治和保障措施等方面作出规定，突出对传染病的预防与预警，完善了传染病疫情报告、通报和公布制度，进一步明确了传染病暴发、流行时的控制措施，专门规定了传染病的医疗救治工作，强化了传染病防治的保障制度建设。其所确立的原则和制度，使卫生计生行政部门以及医疗卫生机构的职责更加明确。《传染病防治法》赋予医疗卫生机构在传染病预防和控制中的重要职责。因此，加强对医疗卫生机构传染病防治的卫生监督执法，是卫生监督机构依法监管传染病，行使卫生计生行政部门交付的公共事务管理职责的重要组成部分。

（二）行政法规

1. 《突发公共卫生事件应急条例》 该《条例》于 2003 年 5 月 9 日国务院令第 376 号公布施行，标志着我国突发公共卫生事件应急处理工作纳入了法制化轨道，是我国建立起"信息畅通、反应快捷、指挥有力、责任明确"的处理突发公共卫生事件的应急法律制度。

2. 《病原微生物实验室生物安全管理条例》 该《条例》依据《传染病防治法》第二十六条，为加强传染病的预防和病原微生物实验室的生物安全，保护实验室工作人员和公众的健康，于 2004 年 11 月 12 日国务院令第 424 号颁布施行。这使我国病原微生物实验室的管理工作步入法制化管理轨道，对我国防止生物威胁和处理突发卫生事件的建设具有现实的和深远的意义。

3. 《医疗废物管理条例》 该《条例》于 2003 年 6 月 16 日国务院第 380 号令发布施行。《条例》明确医疗废物管理的一般规定、医疗卫生机构医疗废物的管理、医疗废物的集中处置、监督管理、法律责任等内容。突出体现了医疗废物从产生到处置的全过程管理原则，即医疗废物从产生、分类收集、密闭包装到收集转运、贮存、处置的整个流程都处于严格的控制之下。

4.《疫苗流通和预防接种管理条例》《传染病防治法》第十五条规定，国家实行有计划的预防接种制度，对儿童实行预防接种证制度。2005年3月24日国务院令第434号颁布施行了该《条例》，对有效预防、控制传染病，保障人体健康和经济社会的协调发展起到重要作用。2016年"山东疫苗"事件后，同年4月23日《国务院关于修改〈疫苗流通和预防接种管理条例〉的决定》修订。

5.《艾滋病防治条例》　该《条例》于2006年1月29日国务院令第457号发布，同年3月1日起施行。标志着我国艾滋病防治工作的法律化和规范化。艾滋病是我国重点防治的重大传染病，艾滋病防治工作是我国公共卫生工作的重要组成部分。该《条例》规定了各级政府防治艾滋病的责任，并明确了艾滋病感染者和艾滋病患者的权利和义务。

6.《血吸虫病防治条例》　血吸虫病是严重危害人民身体健康和生命安全、影响疫区经济社会发展的重大传染病。2006年4月1日，国务院第463号国务院令公布《血吸虫病防治条例》。该《条例》是在总结中华人民共和国成立以来我国血吸虫病防治工作经验的基础上，根据经济社会发展的新要求和血吸虫病防治工作的特点而制定，将血吸虫病防治工作实践中行之有效的措施法律化、制度化；也是对《传染病防治法》规定的一些制度具体化，使血吸虫病防治的制度和措施更具有针对性和可操作性。

7.《医疗器械监督管理条例》　2000年1月4日国务院令第276号公布，2014年2月12日国务院第39次常务会议修订通过，同年3月7日国务院令第650号发布，2014年6月1日起施行。其中要求医疗器械使用单位对重复使用的医疗器械，应当按照国务院卫生计生主管部门制定的消毒和管理的规定进行处理，不得重复使用一次性使用的医疗器械。卫生计生主管部门依据职责对医疗器械使用行为进行监督管理。

8.《国内交通卫生检疫条例》　该《条例》于1998年11月28日国务院第254号令发布，1999年3月1日施行。《条例》明确国内交通卫生检疫监督管理工作的职责，对于依法管理检疫传染病，防止因交通工具造成检疫传染病传播、扩散起到重要的法律保障作用。

（三）部门规章

1.《消毒管理办法》

2.《传染性非典型肺炎防治管理办法》

3.《医疗卫生机构医疗废物管理办法》

4.《医疗废物管理行政处罚办法》

5.《突发公共卫生事件与传染病疫情监测信息报告管理办法》

6.《医疗机构传染病预检分诊管理办法》

7.《传染病病人或疑似传染病病人尸体解剖查验规定》

8.《可感染人类的高致病性病原微生物菌(毒)种或样本运输管理规定》

9.《医院感染管理办法》

10.《人间传染的高致病性病原微生物实验室和实验活动生物安全审批管理办法》

11.《预防接种异常反应鉴定办法》

12.《人间传染的病原微生物菌(毒)种保藏机构管理办法》

13.《性病防治管理办法》

14.《结核病防治管理办法》

15.《突发公共卫生事件交通应急规定》

二、规范性文件

1. 卫生部办公厅关于启动艾滋病网络直报信息系统的通知(卫办疾控发〔2005〕56号)

2. 关于印发《卫生部农业部关于人畜共患传染病防治合作机制》的通知(卫疾控发〔2005〕383号)

3. 卫生部办公厅关于印发《国家突发公共卫生事件相关信息报告管理工作规范(试行)》的通知(卫办应急发〔2005〕288号)

4. 卫生部关于印发《卫生部法定传染病疫情和突发公共卫生事件信息发布方案》的通知(卫办发〔2006〕79号)

5. 卫生部关于修改《突发公共卫生事件与传染病疫情监测信息报告管理办法》(卫疾控发〔2006〕332号)

6. 卫生部关于将手足口病纳入法定传染病管理的通知(卫发明电〔2008〕29号)

7. 关于印发《卫生部铁道部传染病疫情管理协作机制》的通知(卫疾控发〔2009〕2号)

8. 中华人民共和国卫生部公告2009年第8号(甲型H1N1流感纳入法定传染病)

9. 中华人民共和国卫生部公告2009年第9号(调整甲型H1N1管理方式)

10. 国家卫生计生委关于调整部分法定传染病病种管理工作的通知(国卫疾控发〔2013〕28号)

11. 国家卫生和计生委员会、国家质量监督检验检疫总局2014第18号公告(埃博拉出血热纳入检疫传染病管理)

12. 国家卫生计生委办公厅关于印发传染病信息报告管理规范(2015年

版)的通知(国卫办疾控发〔2015〕53号)

13．国家卫生计生委办公厅关于调整肺结核传染病报告分类的通知(国卫办疾控发〔2017〕600号)

14．卫生部关于二级以上综合医院感染性疾病科建设的通知(卫医发〔2004〕292号)

15．卫生部办公厅关于印发《二级以上综合医院感染性疾病科工作制度和工作人员职责》和《感染性疾病病人就诊流程》的通知(卫办医发〔2004〕166号)

16．卫生部办公厅关于印发《急性呼吸道发热病人就诊规定》的通知(卫办医发〔2004〕220号)

17．卫生部、国家环保总局关于印发《医疗废物分类目录》的通知(卫办发〔2003〕287号)

18．关于发布《医疗废物集中处置技术规范》的公告(环发〔2003〕206号)

19．关于明确医疗废物分类有关问题的通知(卫办医发〔2005〕292号)

20．卫生部办公厅关于加强医疗机构废弃药品包装处置管理工作的通知(卫办医政函〔2012〕681号)

21．国家卫生计生委办公厅环境保护部办公厅关于进一步加强医疗废物管理工作的通知(国卫办医发〔2013〕45号)

22．《国家危险废物名录》(2016)版

23．《关于在医疗机构推进生活垃圾分类管理的通知》(国卫办医发〔2017〕30号)

24．关于做好入托、入学儿童预防接种证查验工作的通知(卫疾控发〔2005〕408号)

25．关于印发《疫苗储存和运输管理规范》的通知(卫疾控发〔2006〕104号)

26．卫生部关于印发《儿童预防接种信息报告管理工作规范(试行)》的通知(卫疾控发〔2006〕512号)

27．卫生部关于印发《扩大国家免疫规划实施方案》的通知(卫疾控发〔2007〕305号)

28．关于印发《全国疑似预防接种异常反应监测方案》的通知(卫办疾控发〔2010〕94号)

29．关于进一步做好预防接种异常反应处置工作的指导意见(国卫疾控发〔2014〕19号)

30．国家卫生计生委办公厅关于规范预防接种工作的通知(国卫办疾控发〔2015〕29号)

31．国家卫生计生委办公厅关于加强预防接种工作规范管理的通知（国卫办疾控发〔2016〕26号）

32．国家卫生计生委办公厅关于进一步加强预防接种监督工作的通知（国卫办监督发〔2016〕32号）

33．《国家卫生计生委办公厅关于印发预防接种工作规范（2016年版）的通知》（国卫办疾控发〔2016〕51号）

34．《国家食品药品监管总局 国家卫生计生委关于贯彻实施新修订〈疫苗流通和预防接种管理条例〉的通知》（食药监药化监〔2016〕74号）

35．《国务院办公厅关于进一步加强疫苗流通和预防接种管理工作的意见》（国办发〔2017〕5号）

36．《消毒技术规范》第三部分（2002年版）

37．卫生部关于印发《内镜清洗消毒技术操作规范（2004年版）》的通知（卫医发〔2004〕100号）

38．卫生部关于印发《医疗机构口腔诊疗器械消毒技术操作规范》的通知（卫医发〔2005〕73号）

39．卫生部关于印发《血液透析器复用操作规范》的通知（卫医发〔2005〕330号）

40．关于印发《医院感染暴发报告及处置管理规范》的通知（卫医政发〔2009〕73号）

41．卫生部关于印发《医院手术部（室）管理规范（试行）》的通知（卫医政发〔2009〕90号）

42．卫生部关于印发《新生儿病室建设与管理指南（试行）》的通知（卫医政发〔2009〕123号）

43．卫生部办公厅关于印发《妇科内镜诊疗技术管理规范》的通知（卫办医政发〔2009〕183号）

44．卫生部关于印发《血液净化标准操作规程（2010版）》的通知（卫医管发〔2010〕15号）

45．卫生部关于对医疗机构血液透析室实行执业登记管理的通知（卫医政发〔2010〕32号）

46．卫生部关于印发《医疗机构血液透析室管理规范》的通知（卫医政发〔2010〕35号）

47．卫生部办公厅关于印发呼吸内镜诊疗技术管理规范（2012年版）的通知（卫办医政发〔2012〕100号）

48．国家卫生计生委办公厅关于印发基层医疗机构医院感染管理基本要求的通知（国卫办医发〔2013〕40号）

49. 国家卫生计生委办公厅关于印发《医疗机构新生儿安全管理制度》（试行）的通知（国卫办医发〔2014〕21 号）

50. 国务院办公厅关于加强传染病防治人员安全防护的意见（国办发〔2015〕1 号）

51. 国家卫生计生委办公厅关于加强医疗机构医用织物洗涤消毒管理工作的通知（国卫办医函〔2015〕708 号）

52. 国家卫生计生委关于印发血液透析中心基本标准和管理规范（试行）的通知（国卫医发〔2016〕67 号）

53. 卫生部关于印发《人间传染的病原微生物名录》的通知（卫科教发〔2006〕15 号）

54. 卫生部关于印发《医疗机构临床实验室管理办法》的通知（卫医发〔2006〕73 号）

55. 卫生部关于印发《全国艾滋病检测工作管理办法》的通知（卫办疾控发〔2006〕218 号）

56. 卫生部关于印发《人间传染的病原微生物菌（毒）种保藏机构指定工作细则》的通知（卫科教发〔2011〕43 号）

57.《国家卫生计生委关于印发医学检验实验室基本标准和管理规范（试行）的通知》（国卫医发〔2016〕37 号）

58. 国家卫生计生委办公厅关于进一步加强寨卡病毒和 H5N6 流感病毒实验室生物安全管理工作的通知（国卫办科教函〔2016〕128 号）

59.《国家卫生计生委办公厅做好高致病性病原微生物科研项目生物安全监督工作的通知》（国卫办科教函〔2016〕785 号）

60. 国家卫生计生委办公厅关于做好"高致病性病原微生物实验室活动资格审批"取消后的生物安全监管工作的通知（国卫办科教函〔2017〕1069 号）

61. 国家卫生计生委关于印发传染病防治卫生监督工作规范的通知（国卫监督发〔2014〕44 号）

三、标准、技术规范

1. GB 15981—1995《消毒与灭菌效果的评价方法与标准》

2. GB 18466—2005《医疗机构水污染物排放标准》

3. GB 19489—2008《实验室生物安全通用要求》

4. GB 50346—2011《生物安全实验室建筑技术规范》

5. GB 15982—2012《医院消毒卫生标准》

6. GB 50333—2013《洁净手术部建筑技术规范》

7．GB 50849—2014《传染病医院建筑设计规范》

8．GB 19193—2015《疫源地消毒总则》

9．GB/T 19633—2005《最终灭菌医疗器械的包装》

10．GB/T 30690—2014《小型压力蒸汽灭菌器灭菌效果监测方法和评价要求》

11．WS/T 249—2005《临床实验室废物处理原则》

12．HJ 421—2008《医疗废物专用包装袋、容器和警示标志标准》

13．WS/T 311—2009《医院隔离技术规范》

14．WS/T 312—2009《医院感染监测规范》

15．WS/T 313—2009《医务人员手卫生规范》

16．WS 315—2010《人间传染病的病原微生物菌（毒）中保藏机构设置技术规范》

17．WS/T 368—2012《医院空气净化管理规范》

18．WS/T 367—2012《医疗机构消毒技术规范》

19．WS/T 442—2014《临床实验室生物安全指南》

20．YY 0572—2015《血液透析和相关治疗用水》

21．WS 310.1—2016《医院消毒供应中心 第1部分 管理规范》

22．WS 310.2—2016《医院消毒供应中心 第2部分 清洗消毒及灭菌技术操作规范》

23．WS 310.3—2016《医院消毒供应中心 第3部分 清洗消毒及灭菌效果监测标准》

24．WS 488—2016《医院中央空调系统运行管理》

25．WS 506—2016《口腔器械消毒灭菌技术操作规范》

26．WS 507—2016《软式内镜清洗消毒技术规范》

27．住房城乡建设部 国家发展改革委关于批准发布《传染病医院建设标准》的通知（建标〔2016〕131号）

28．WS/T 508—2016《医院医用织物洗涤消毒技术规范》

29．WS/T 509—2016《重症监护病房医院感染预防与控制规范》

30．WS/T 510—2016《病区医院感染管理规范》

31．WS/T 511—2016《经空气传播疾病医院感染预防与控制规范》

32．WS/T 512—2016《医疗机构环境表面清洁与消毒管理规范》

33．WS/T 524—2016《医院感染暴发控制指南》

34．WS/T 525—2016《医院感染管理专业人员培训指南》

35．WS 233—2017《病原微生物实验室生物安全通用准则》

四、有关批复

1. 卫生部办公厅关于对医院输液容器处理问题的复函(卫办医函〔2004〕338 号)

2. 卫生部关于产妇分娩后胎盘处理问题的批复(卫政法发〔2005〕123 号)

第三节 传染病防治卫生监督基本要求

一、基本要求

(一)执法前的准备

应当明确传染病防治卫生监督任务、方法、要求和检查重点。日常检查中,通过"双随机"工作方式,确定随机抽查的检查对象和执法检查人员。根据不同检查内容,可按照《传染病防治卫生监督工作规范》要求,事先做好现场监督检查内容准备。对投诉举报的核查,应分析讨论投诉举报内容,确定被举报人核查的重点内容或应重点注意的环节,必要时成立专案组。根据需要,可事先对投诉举报内容进行暗访摸底或外围调查。

应按需要准备现场检查笔录、卫生监督意见书、询问笔录、证据登记先行保存等执法文书以及照相机等取证工具、现场执法全过程记录仪。也要检查安全防护装备,做好执法人员的安全防护。涉及现场采样检测的,落实专人负责采样工具和现场快速检测仪器的准备,如采样棉签、采样试管、琼脂平板、生物指示剂、PCD 检测装置、消毒液浓度试纸、电导仪、紫外线强度检测仪、ATP 生物荧光检测仪等,并做好样品登记、存放、转运、送检等衔接工作。必要时,可协请专业检测机构专业人员采样。

(二)实施现场监督

现场监督执法不少于两名卫生监督执法人员,在检查时出示执法证件,配备现场执法全过程记录仪的应开启记录仪,填写卫生执法文书。卫生执法文书经核对无误后,应当由卫生监督执法人员和当事人签名;当事人拒绝签名的,卫生监督执法人员应当注明情况。

发现违法行为的,应当依法收集证据;在证据可能灭失或以后难以取得的情况下,依法先行采取证据保全措施。

(三)实施监督的方法

在对医疗卫生机构实施传染病防治卫生监督时,可以通过查阅材料、现场查看、询问、现场快速监测或采样、送检的方法,对医疗卫生机构落实传染病防治措施情况进行监督执法。

1. 查阅材料　主要检查各项制度的建立和完善、工作过程性的记录和证明材料等。《传染病防治法》及其相关法规、规章都规定了医疗卫生机构必须建立相应的组织、制度,这是落实传染病防治措施的基础,"有章可循,有规可依"。比如检查医疗机构的疫情报告管理,就应检查有无管理组织的文件材料,制度是否建立且内容是否包括传染病诊断、登记、报告、检查等,制度是否随着工作需要进行不断的完善、修订。

工作过程性记录是医疗卫生机构真正落实传染病防治措施的直接反映,通过检查可以判定其工作质量,揭示医疗卫生机构有无符合法律法规和规范标准的规定要求。如通过查阅门诊日志、实验室和影像资料阳性结果、传染病报告卡、传染病报告登记和传染病疫情网络直报信息等资料,可以核查医疗机构是否存在未按照规定报告传染病疫情或隐瞒、谎报、缓报传染病疫情报告的情况。查阅医疗机构消毒与灭菌效果检测记录或检测报告,判定其是否按规定定期开展检测,检测结果不合格的有无整改等。

证明性材料是医疗卫生机构开展相关工作的必备条件。通过检查医疗卫生机构的一些证明材料,一方面可以判定其在开展工作中是否具备资质,如预防接种单位和人员的资质。《疫苗流通和预防接种管理条例》规定接种单位应具有执业许可证件,具有经过县级卫生计生行政部门组织的预防接种专业培训并考核合格的执业医师、执业助理医师、护士或者乡村医生。另外,通过检查医疗卫生机构索证的材料及有效性,如接受或购进疫苗的批次检验合格或审核批准证明,消毒产品的生产企业卫生许可证、消毒产品卫生许可批件(卫生安全评价报告)等,确保使用的产品的质量和可靠性。

2. 现场查看　主要检查医疗卫生机构根据传染病防治和医院感染控制需要,为切断传播途径,其建筑布局和消毒隔离设施的配置情况。如《医院消毒卫生标准》(GB 15982—2012)规定了医院的建筑布局和消毒隔离设施的要求,该标准是强制性标准,是监督的重要依据。《医疗废物管理条例》对医疗废物的暂存设施、《疫苗流通和预防接种管理条例》对疫苗的储存设施等均设置了具体的规定,包括有无设置或张贴警示标识,在监督执法时需要通过现场查看。现场查看的另一个主要内容,是查看工作人员的具体操作行为是否符合规定的工作流程要求。如消毒人员对内镜的清洗消毒流程、消毒剂的配制和使用等。

3. 询问　主要检查医疗卫生机构工作人员对传染病防治相关知识的掌握和工作流程的规范性等,如通过对医疗废物收集人员的询问,可以了解接受专业培训的情况,印证医疗卫生机构实际工作开展的好坏。当然,在查处医疗卫生机构违反卫生法律法规的案件时,询问是调查取证的重要环节。

4. **现场快速监测** 通过现场快速监测可对医疗卫生机构使用的常见消毒产品、消毒效果等进行直观的检查。如使用紫外线强度仪测定紫外线的辐射照度；用余氯测定仪或含氯指示剂测定含氯消毒剂有效氯浓度是否达到标签说明书标注的原液有效氯含量或允许使用浓度。用戊二醛浓度指示卡对标识有效期内戊二醛有效成分含量、使用期间戊二醛含量进行监测等。也可用如 ATP 生物荧光检测仪对物体表面和消毒后的物品进行快速检测评价。

5. **监督抽检** 实施对医疗卫生机构使用的消毒灭菌器械、消毒剂的卫生质量抽检，消毒灭菌效果的监督监测。对空气、物表环境等非产品样品的采样，可由检验检测机构实验室人员操作，送有资质的实验室检测。卫生监督员做好样品的采样记录。

（四）行刑衔接

《传染病防治法》法律责任相关条款规定，对政府、卫生计生行政部门及传染病防治专业机构等负有责任的主管人员或其他直接责任人员，因违反《传染病防治法》规定构成犯罪的，将依法追究刑事责任。因此，卫生计生行政部门及其综合监督执法机构，在查处违反《传染病防治法》及法规、规章等案件时，要特别注意行刑衔接，将构成犯罪情形的、达到立案追诉标准的行政处罚案件及时移送相关司法部门。《刑法》第三百三十条、第三百三十一条、第三百三十五条和第三百三十八条分别对"妨害传染病防治罪""传染病菌种、毒种扩散罪""医疗事故罪"和"污染环境罪"作出了规定。根据《刑法》及其修正案、《刑事诉讼法》，最高人民检察院、公安部关于公安机关管辖的刑事案件规定了立案追诉标准。

（五）多部门协调

有效开展传染病防治卫生监督工作，建立多部门配合协调机制至关重要。多年来，卫生计生部门与技术监督、环境保护、公安政法系统、农业等多部门的配合协调机制逐步建立并得到加强，特别是在处置重大突发公共卫生事件、专项督导等工作中，部门间联防联控，效应倍增。

二、面临的形势与问题

1. 传染病危害依然严峻。一些曾被认为控制的传染病复燃，长期未能控制的传染病继续呈流行趋势，新发传染病不断出现，突发公共卫生事件频发，部分地区血液和原料血浆供需矛盾日益突出。随着诊疗技术发展和人民群众对健康期待的提高，卫生监督面临更高的要求和挑战。

2. 随着社会经济和城镇化的快速发展，流动人口管理薄弱，民众传染病防范意识不强、知识不足，公共卫生基础设施和规范化建设滞后。如医疗废物集中处置设施建设不足，医疗机构的医疗废物处置出口不畅问题普遍，不具备集中处置条件的农村、偏远地区基层医疗机构缺乏经济可行、无害化效果好的处置技术和方式。至今,全国还有不少省份的医疗废物集中处置中心建设未达到《医疗废物管理条例》的规定。卫生监督任重道远。

3. 传染病防治卫生监督工作量大面广,专业要求高。但目前基层人员严重短缺,全国平均每万人口只配备 0.6 名卫生监督人员,卫生监督机构的职能也一直缺乏法律法规的明确规定或授权,未能充分发挥卫生监督机构统一对外综合执法的作用。

4. 中小医疗卫生机构卫生安全隐患较大。如由于医疗机构的投入不足或原有的布局难以改造,使医疗机构有些特殊诊疗、辅助建筑布局达不到国家有关的标准和规范。这不仅对患者的就医环境和安全造成潜在影响,对医护人员的自身健康带来极大的隐患。部分医疗机构医护人员的法制意识和规范化操作意识需要进一步的提高。一些基层医疗机构未按规定定期开展消毒效果监测、侵入性诊疗活动不符合无菌要求等消毒隔离措施存在不落实现象,造成群体性感染事件时有发生。

这些问题需要引起重视,认真研究,逐步解决。

三、今后工作要求

（一）要统一认识,加强学习,提高监督执法的能力

传染病防治工作是公共卫生事业的主要组成部分,关系到广大人民群众的切身利益。《传染病防治法》明确了综合监督机构监督检查的职责。积极履行职责,依法监督传染病防治工作,对推动经济社会发展,促进人的全面发展,提高社会文明程度,实现经济社会协调发展、城乡协调发展、人与自然的和谐发挥积极的作用。要切实提高对《传染病防治法》重要意义的认识。从事传染病防治卫生监督的人员要认真学习《传染病防治法》及其相关的法规、规范,做到准确理解,全面掌握,才能明确所肩负的责任。通过对人员的定期培训,加强对监督执法人员的队伍建设,提高执法能力,才能有效履行起职责。

（二）要转变观念,取得支持,共同做好传染病防治工作

在开展传染病防治卫生监督执法的过程中,综合监督机构要加强与其他公共卫生部门的沟通,取得技术支撑,实现信息资源的共享。综合监督机构在传染病防治中的作用,不仅是《传染病防治法》中规定的对疾病预防控制机构的传染病防治工作进行监督检查,更重要的是依法采取行政控制措施,协同疾病预防控制机构,有效地预防和控制传染病的流行。综合监督执法机构应进一步转变观念,积极发挥主动协调的作用,争取更多、更广泛的支持,建立部门间的协调与合作机制,共同做好传染病防治工作。

（三）要抓住重大传染病的防治，这也是为人民群众健康和社会服务的首要任务

通过及时掌握、分析当地的传染病疫情，根据不同季节不同传染病流行的特点，切实加强呼吸道、肠道等传染病的监督，督促医疗卫生机构落实预防控制传染病措施。不断强化医疗卫生机构的法律意识和责任意识，保护公众的身体健康，维护社会稳定。十八届三中全会后，政府强化职能转变。职能越转变，监督工作越是要跟上。通过开展监督检查，全面了解《传染病防治法》及其法规的落实情况，总结经验、发现问题、提出建议，对完善卫生计生法律法规建设、推动卫生计生行业依法行政和依法执业，促进卫生计生事业改革发展，提高卫生计生系统行政效能和服务水平、建设人民满意的卫生计生事业具有重要推动作用。

（四）加强对传染病防治卫生监督执法工作的理论研讨

从系统的角度，不断总结实践，完善传染病预防和控制各环节的管理，提高医疗卫生机构传染病防治的规范化水平。充分运用传染病防治的科学手段，保障和促进监督执法的效益。总之，传染病防治卫生监督执法必须以科学理论作为基础，指导实践，在工作中才能有新的突破，全面推动传染病防治卫生监督执法的整体水平。

第四节　传染病防治卫生监督主要内容

2013 年，机构改革后的原国家卫生计生委颁布了《国家卫生计生委关于切实加强综合监督执法工作的指导意见》（国卫监督发〔2013〕40 号），对传染病防治卫生监督内容明确为对医疗机构、采供血机构、疾病预防控制机构的预防接种、传染病疫情报告、疫情控制措施、消毒隔离制度执行情况、医疗废物处置情况和菌（毒）种管理情况等监督检查，并查处违法行为。另外，对用于传染病防治的消毒产品实施监管，也是传染病防治卫生监督内容之一，依法对消毒产品及其生产企业实施行政许可，开展对生产、经销和使用环节的监督检查、行政控制和行政处罚等具体行政行为。

一、主要内容

根据原国家卫生计生委《传染病防治卫生监督工作规范》，传染病防治卫生监督检查的主要内容有：

（一）预防接种的卫生监督

对疾病预防控制机构、接种单位的检查：

1. 接种单位和人员的资质情况。

2．接种单位疫苗公示、接种告知（询问）的情况。

3．疫苗的接收、购进、分发、供应、使用登记和报告情况。

4．预防接种异常反应或者疑似预防接种异常反应的处理和报告情况。

5．疾病预防控制机构开展预防接种相关宣传、培训、技术指导等工作情况。

（二）传染病疫情报告的卫生监督

1．建立传染病疫情报告的管理组织、制度情况。

2．依法履行传染病疫情报告、日常管理和质量控制的情况。

3．疾病预防控制机构及时对辖区内的传染病疫情信息审核确认，并开展疫情分析、调查与核实的情况。

4．疾病预防控制机构依法履行与相关部门传染病疫情信息通报职责的情况。

（三）传染病疫情控制的卫生监督

1．对医疗机构的检查

（1）建立传染病预检、分诊制度及落实情况；医疗卫生人员、就诊患者防护措施的落实情况。

（2）感染性疾病科或分诊点的设置和运行情况。

（3）发现传染病疫情时，按照规定对传染病患者、疑似传染病患者提供诊疗的情况。

（4）消毒隔离措施落实情况；对传染病病原体污染的污水、污物、场所和物品的消毒处理情况。

2．对疾病预防控制机构的检查

（1）依法履行传染病监测职责的情况。

（2）发现传染病疫情时，依据属地管理原则及时采取传染病控制措施的情况。

（四）消毒隔离制度执行情况的卫生监督

1．建立消毒管理组织、制度及落实情况。

2．医疗卫生人员接受消毒技术培训、掌握消毒知识、执行消毒隔离制度的情况。

3．医疗用品、器械的消毒、灭菌情况。

4．开展消毒与灭菌效果检测的情况。

5．对传染病患者、疑似传染病患者的消毒隔离措施落实情况。

（五）医疗废物处置情况的卫生监督

1．医疗废物管理组织、制度、应急方案的建立和落实情况。

2．从事医疗废物分类收集、运送、暂时贮存、处置工作人员和管理人员的职业卫生安全防护和培训情况。

3. 医疗废物分类收集、转运、登记的情况。

4. 医疗废物暂时贮存的情况。

5. 医疗废物、污水的处置情况。

6. 实行医疗废物集中处置的医疗卫生机构与具有资质的医疗废物集中处置单位签订合同的情况；不具备集中处置医疗废物条件的医疗卫生机构按照有关部门的要求自行处置医疗废物的情况。

（六）病原微生物实验室生物安全管理的卫生监督

1. 病原微生物实验室的资质；开展高致病性病原微生物或疑似高致病性病原微生物实验活动的审批情况。

2. 从事实验活动的人员培训、考核及上岗持证情况。

3. 管理制度、应急预案的制定和落实情况。

4. 开展实验活动情况。

5. 实验档案建立和保存情况。

6. 菌（毒）种和样本的采集、运输和储存情况。

二、医疗卫生机构传染病防治分类监督综合评价

医疗卫生机构传染病防治分类监督综合评价工作（以下简称"综合评价工作"）将于 2018 年在全国推行。作为传染病防治监督新的工作制度，原国家卫生计生委综合监督局从 2014 年开始，分别在辽宁、上海、浙江、安徽、河南、北京、山西、江苏、江西、山东、广东和陕西等 12 个省（直辖市）已经开展了三轮的试点。

（一）目的和意义

综合评价工作指的是根据不同级别、不同类别医疗卫生机构传染病防治工作特点和风险程度，按照"分类监督、动态监管"的原则，实施医疗卫生机构传染病防治分类监督检查，并进行分值评定。评价结果与日常监管相结合，与行政管理相衔接，加强动态监管。其目的是建立起一套对医疗卫生机构传染病防治科学合理的监督评价体系，逐步实现"监管可控、成效可量、模式常态、效率优化"的监督工作目标，切实提高监督执法效率和医疗卫生机构自身管理水平。

试点取得阶段性成果。第一，进一步明确了传染病防治监督职责，明晰与其他职能部门的界限，避免工作交叉，提高监督效率。第二，提升了卫生监督员的能力和水平。卫生监督员通过现场检查和评价，不仅全面掌握传染病防治监督的标准和关键点，而且探索到不同类别医疗卫生机构传染病防治的不同要求和关键环节，管理思路更清晰，目标更明确。第三，促进医疗卫生机

构提高自身管理水平。使医疗卫生机构了解承担的法定职责和义务、具体工作的规范程度，增强了医疗卫生机构法律意识和主体意识，提高了自身传染病防治水平。第四，及时掌握传染病防治工作现状。综合评价工作是对医疗卫生机构传染病防治全过程、全环节的监督，是一次全面的"体检"，可以了解和掌握当前医疗卫生机构在履行传染病防治职责中存在的突出问题和薄弱环节，对指导今后医疗卫生机构传染病防治工作有重要意义。第五，提高对医疗卫生机构传染病防治监管效能。综合评价工作是促进传染病防治工作新发展的探索和抓手。分类监督综合评价的结果与医疗机构不良执业行为的记分管理、等级评审、校验、医疗卫生机构绩效评价、规范化基层医疗机构评审等工作相衔接，将进一步促进医疗卫生机构传染病防治工作的落实，大大提高监管效能。

（二）综合评价工作内容

医疗卫生机构传染病防治分类监督综合评价包括分类监督、综合评价和结果干预等。

1. 分类监督 根据医疗卫生机构的类别和级别、传染病防治重点及风险程度，将医疗卫生机构分为医疗机构、疾病预防控制机构和采供血机构 3 类，监督检查的内容包括综合管理、预防接种、法定传染病疫情报告、传染病疫情控制、消毒隔离、医疗废物处置、病原微生物实验室生物安全管理、监督抽检 8 个项目。

2. 综合评价 评价的指标体系主要根据《传染病防治卫生监督工作规范》的监督内容进行细化。指标的遴选体现了不同医疗卫生机构的职责、规模，也与卫生计生监督信息报告的《传染病防治监督检查信息卡》（即卫计统表）相对应。按照二级及以上医院、一级医院和未定级医院及疾病预防控制机构、采供血机构不同的评价内容（5 张评价表），采取 100 分制开展评价。

3. 评价原则 根据医疗卫生机构类别和级别，选择相应的监督检查评价表，对医疗卫生机构综合管理、预防接种管理、法定传染病疫情报告、传染病疫情控制、消毒隔离制度执行情况、医疗废物处置、病原微生物实验室生物安全管理和监督抽检 8 个项目进行检查评分。对医疗卫生机构综合评价可以一次对 8 个项目进行检查评分，也可以一次对其中的若干项目进行检查评分，但必须 8 个项目全部检查评分后方可对该单位进行最终的综合评价。对某个项目多次检查评分的，以最后一次检查评分结果为准。

（三）评价结果

根据总得分和关键项的情况，分为优秀单位、合格单位和重点监督单位。其中：

优秀单位的标准为：标化分大于 85 分、关键项合格且本年度未因违反传染病防治法律法规受到行政处罚；

合格单位的标准为：标化分为60～85分且关键项合格；

重点监督单位的标准为：标化分小于60分或关键项不合格。

（四）结果干预

各地在完成辖内医疗卫生机构传染病防治分类监督综合评价后，卫生计生行政部门要对综合评价结果予以通报，加大对重点监督单位的监督检查力度，督促整改到位。对违法违规行为，依法予以查处。综合评价结果与医疗机构不良行为记分、等级评审、校验、医疗卫生机构绩效评价、规范化基层医疗机构评审等工作相衔接。

第二章

预防接种卫生监督

第一节 概　述

　　预防接种是预防控制传染病最经济、最有效的措施,对于保障人民群众生命安全和身体健康具有十分重要的意义。新中国成立后党和政府制定了"预防为主"的卫生工作方针,实行了控制消灭天花的种痘措施。半个多世纪以来,先后制定了一系列有关预防接种的法律、行政法规、部门规章、规范性文件和技术规范,构筑了比较完整的预防接种法律管理制度。

　　预防接种卫生监督是指依据《传染病防治法》《疫苗流通和预防接种管理条例》等对疾病预防控制机构、接种单位的资质、疫苗的接收、购进、分发、供应、接种等情况的监督检查。依法做好预防接种卫生监督是卫生计生行政部门及其综合监督执法机构的重要职责。

　　2016年山东济南非法经营疫苗系列案件发生后,国务院总理李克强4月13日主持召开国务院常务会议,指出疫苗质量安全事关人民群众尤其是少年儿童生命健康,是不可触碰的"红线"。强调在政府推进简政放权、放管结合、优化服务的同时,一定要加强事中事后监管,建立疫苗管理的长效机制。为进一步贯彻实施《疫苗流通和预防接种管理条例》,建立和完善更加规范的疫苗流通和预防接种管理工作机制,2017年1月15日,国务院办公厅印发了《关于进一步加强疫苗流通和预防接种管理工作的意见》(国办发〔2017〕5号),针对当前工作中出现的新情况、新问题,从完善疫苗管理工作机制、促进疫苗自主研发和质量提升、加强疫苗流通全过程管理、规范预防接种管理、落实保障措施、强化综合监督管理等6个方面提出了全面加强疫苗流通和预防接种管理工作的具体要求。

一、有关概念

（一）疫苗的定义和分类

《疫苗流通和预防接种管理条例》所称的疫苗是指为了预防、控制传染病的发生、流行,用于人体预防接种的疫苗类预防性生物制品。疫苗分为两类。第一类疫苗,是指政府免费向公民提供,公民应当依照政府的规定受种的疫苗,包括国家免疫规划确定的疫苗,省、自治区、直辖市人民政府在执行国家免疫规划时增加的疫苗,以及县级以上人民政府或者其卫生计生行政部门组织的应急接种或者群体性预防接种所使用的疫苗。接种第一类疫苗由政府承担费用。第二类疫苗,是指由公民自愿并且自费受种的其他疫苗。

（二）国家免疫规划疫苗及程序

国家免疫规划疫苗包括儿童常规接种疫苗和重点人群接种疫苗。

1. 儿童常规接种的疫苗 包括乙型肝炎疫苗（乙肝疫苗,HepB）、卡介苗（BCG）、脊髓灰质炎（脊灰）灭活疫苗（脊灰灭活疫苗,IPV）、口服脊灰减毒活疫苗（脊灰减毒活疫苗,OPV）、无细胞百日咳白喉破伤风联合疫苗（百白破疫苗,DTaP）、白喉破伤风联合疫苗（白破疫苗,DT）、麻疹风疹联合减毒活疫苗（麻风疫苗,MR）、麻疹腮腺炎风疹联合减毒活疫苗（麻腮风疫苗,MMR）、甲型肝炎减毒活疫苗（甲肝减毒活疫苗,HepA-L）、甲型肝炎灭活疫苗（甲肝灭活疫苗,HepA-I）、乙型脑炎减毒活疫苗（乙脑减毒活疫苗,JE-L）、乙脑灭活疫苗（乙脑灭活疫苗,JE-I）、A群脑膜炎球菌多糖疫苗（A群流脑多糖疫苗,MPV-A）、A群C群脑膜炎球菌多糖疫苗（A群C群流脑多糖疫苗,MPV-AC）。

2. 国家免疫规划疫苗儿童免疫程序表（2016年版） 见表2-1。

表2-1 国家免疫规划疫苗儿童免疫程序表（2016年版）

疫苗种类		接种年（月）龄														
名称	缩写	出生时	1月	2月	3月	4月	5月	6月	8月	9月	18月	2岁	3岁	4岁	5岁	6岁
乙肝疫苗	HepB	1	2					3								
卡介苗	BCG	1														
脊灰灭活疫苗	IPV				1											
脊灰减毒活疫苗	OPV					1	2								3		
百白破疫苗	DTaP					1	2	3			4						
白破疫苗	DT																1
麻风疫苗	MR								1								
麻腮风疫苗	MMR										1						
乙脑减毒活疫苗	JE-L								1			2					
或乙脑灭活疫苗[1]	JE-I								1、2				3				4

28

续表

疫苗种类		接种年(月)龄													
名称	缩写	出生时	1月	2月	3月	4月	5月	6月	8月	9月	18月	2岁	3岁	4岁	5岁	6岁
A群流脑多糖疫苗	MPSV-A							1		2						
A群C群流脑多糖疫苗	MPSV-AC													1			2
甲肝减毒活疫苗	HepA-L										1					
或甲肝灭活疫苗[2]	HepA-I										1	2				

注:1. 选择乙脑减毒活疫苗接种时,采用两剂次接种程序。选择乙脑灭活疫苗接种时,采用四剂次接种程序;乙脑灭活疫苗第1、2剂间隔7～10天

2. 选择甲肝减毒活疫苗接种时,采用一剂次接种程序。选择甲肝灭活疫苗接种时,采用两剂次接种程序

3. **重点人群接种疫苗** 包括在重点地区对重点人群预防接种的双价肾综合征出血热灭活疫苗(出血热疫苗,EHF);发生炭疽和钩端螺旋体病疫情时,对重点人群应急接种的皮上划痕人用炭疽活疫苗(炭疽疫苗,Anth)和钩端螺旋体疫苗(钩体疫苗,Lep)。

(三)冷链

冷链是指为保证疫苗从疫苗生产企业到接种单位运转过程中的质量而装备的储存、运输冷藏设施、设备。

(四)接种单位

接种单位是指承担预防接种工作任务的各级医疗卫生机构[包括城镇医疗机构、乡(镇)卫生院、社区卫生服务中心、村卫生所(室)、社区卫生服务中心(站)等],由县级卫生计生行政部门指定,并明确其责任区域或任务。《疫苗流通和预防接种管理条例》第二十一条规定,接种单位应当具备3个条件:一是具有医疗机构执业许可证件;二是具有经过县级人民政府卫生计生行政部门组织的预防接种专业培训并考核合格的执业医师、执业助理医师、护士或者乡村医生;三是具有符合疫苗储存、运输管理规范的冷藏设施、设备和冷藏保管制度。同时规定承担预防接种工作的城镇医疗卫生机构,应当设立预防接种门诊。

(五)群体性预防接种

群体性预防接种是指在特定范围和时间内,针对可能受某种传染病感染的特定人群,有组织地集中实施预防接种的活动。

(六)应急接种

应急接种是指在传染病流行开始或有流行趋势时,为控制疫情蔓延,对

易感染人群开展的预防接种活动。

（七）预防接种异常反应

预防接种异常反应是指合格的疫苗在实施规范接种过程中或者实施规范接种后造成受种者机体组织器官、功能损害，相关各方均无过错的药品不良反应。疑似预防接种异常反应（AEFI）是指在预防接种后发生的怀疑与预防接种有关的反应或事件。

二、卫生监督职责

按照原国家卫生计生委《传染病防治卫生监督工作规范》，设区的市、县级卫生计生行政部门及其综合监督执法机构承担预防接种的卫生监督，其职责为：

1. 根据本省（区、市）传染病防治卫生监督工作规划、年度计划，结合实际，制订辖区内预防接种卫生监督计划，明确重点监督内容并组织落实。

2. 组织开展辖区内预防接种卫生监督培训工作。

3. 组织开展辖区内医疗卫生机构日常预防接种卫生监督工作。

4. 组织查处辖区内预防接种违法案件。

5. 负责辖区内预防接种卫生监督信息的汇总、核实、分析和上报工作。

6. 设区的市对县级预防接种卫生监督工作进行指导、督查。

7. 承担上级部门指定或交办的预防接种卫生监督任务。

8. 承担上级交办的其他任务。

第二节　执法依据

一、法律法规

（一）《传染病防治法》

《传染病防治法》第十五条规定：国家实行有计划的预防接种制度。国务院卫生行政部门和省、自治区、直辖市人民政府卫生行政部门，根据传染病预防、控制的需要，制定传染病预防接种规划并组织实施。用于预防接种的疫苗必须符合国家质量标准。国家对儿童实行预防接种证制度。国家免疫规划项目的预防接种实行免费。医疗机构、疾病预防控制机构与儿童的监护人应当相互配合，保证儿童及时接受预防接种。具体办法由国务院制定。

（二）《疫苗流通和预防接种管理条例》

《疫苗流通和预防接种管理条例》共分八章七十六条，分别为总则、疫苗流通、疫苗接种、保障措施、预防接种异常反应的处理、监督管理、法律责任、附则。该《条例》规定,疫苗的流通、预防接种及其监督管理适用本条例。国家实行有计划的预防接种制度,推行扩大免疫规划。国务院卫生计生主管部门负责全国预防接种的监督管理工作。国务院药品监督管理部门负责全国疫苗的质量和流通的监督管理工作。

二、规范性文件

（一）《疫苗储存和运输管理规范》（卫疾控发〔2017〕60号）

为加强疫苗冷链储存运输全过程的规范化管理,《疫苗储存和运输管理规范》对疾病预防控制机构、接种单位、疫苗生产企业、疫苗仓储企业的疫苗储存、运输设施设备,温度监测,疫苗储存、运输中的管理工作,以及疫苗储存运输中温度异常的管理等提出了具体要求。

（二）《预防接种工作规范（2016年版）》（国卫办疾控发〔2016〕51号）

《预防接种工作规范（2016年版）》对疫苗使用管理、冷链系统管理、预防接种服务、预防接种异常反应的监测及处理、接种率监测、国家免疫规划疫苗针对传染病的监测与控制等作出了详细规定,并提出了预防接种门诊建设参考标准、临时预防接种点的基本设置要求和预防接种工作相关表格填写和上报要求。

第三节　监督内容与方法

预防接种卫生监督分为对接种单位和对疾病预防控制机构的监督检查。

一、接种单位的监督

（一）接种单位和人员的资质情况

1. 检查内容　检查接种单位和人员的资质,县级卫生计生行政主管部门批准开展预防接种工作、设置预防接种门诊承担责任区域内的预防接种工作情况。

2. 检查方法

（1）查阅接种单位《医疗机构执业许可证》是否在有效期内、县级卫生计生行政部门批准开展预防接种工作的证明文件。

（2）现场查看预防接种工作人员持有的相关执业证书,包括医师或助理医师执业证书、护士或助理护士执业证书。

（3）现场查看预防接种工作人员接受专业培训记录及考核合格证明。预防接种人员经过县级卫生计生行政部门组织的预防接种专业培训,考核合格后方可从事预防接种服务工作。《预防接种人员培训合格证》或《上岗证》由县级以上卫生计生部门统一印制。设有产科承担新生儿出生时首针乙肝疫苗及卡介苗的预防接种服务的医疗卫生机构,其医护人员也应接受培训和考核合格上岗。

（二）接种单位疫苗公示、接种告知（询问）及接种记录的情况

1. 检查内容

（1）接种单位在接种场所第一类疫苗公示情况。

（2）接种单位医疗卫生人员在实施接种前,对受种者或者其监护人告知、询问及记录情况。

（3）实施预防接种的医疗卫生人员填写的接种记录情况。

2. 检查方法

（1）现场检查接种单位在其接种场所的显著位置公示第一类疫苗的品种和接种方法的情况。公示的内容包括:①预防接种工作流程。②国家免疫规划疫苗的品种、免疫程序、预防接种方法等;第二类疫苗除公示上述内容外,还应公示疫苗价格、预防接种服务价格。③预防接种服务时间、咨询电话。④科普宣传资料。

（2）现场查看接种单位医疗卫生人员在实施接种前,是否对受种者或者其监护人进行告知、询问,查阅知情同意书填写和保留情况。询问受种者或监护人,了解接种人员接种前是否告知了所接种疫苗的种类、作用、禁忌、不良反应和注意事项等内容,是否询问受种人的接种的健康状况和禁忌等情况,是否对因有接种禁忌而不能接种的受种者或监护人提出医学建议,查看告知和询问情况记录是否属实。

（3）查阅实施预防接种的医疗卫生人员填写的接种记录,核查记录的完整性和保存期限。

现场查看接种工作人员实施接种时是否及时在预防接种证、卡（簿）上记录所接种疫苗的品种、生产企业、最小包装单位的识别信息、有效期、接种时间、实施接种的医疗卫生人员、受种者等内容,接种记录保存时间不得少于5年。接种记录书写工整,不得用其他符号代替。使用儿童预防接种信息化管理地区,需将儿童预防接种相关资料录入信息系统。可现场询问抽查对儿童预防接种证查验填写是否真实、完整,免疫程序符合规定。

（4）设有产科预防接种单位的医疗卫生机构承担新生儿出生时首针乙肝疫苗及卡介苗的预防接种服务。产科预防接种单位在为新生儿预防接种第1剂乙肝疫苗和卡介苗后,应填写"新生儿首剂乙肝疫苗和卡介苗疫苗预防接种记录单",告知儿童监护人在1个月内到居住地的预防接种单位办理预防接种证、卡;也可直接在预防接种证记录首剂乙肝疫苗和卡介苗预防接种情况。

（三）疫苗的接收、购进、分发、供应、使用登记和报告情况

1. 检查内容

（1）接种单位接收第一类疫苗或者经省级公共资源交易平台购进第二类疫苗的记录。

（2）索要的疫苗储存、运输全过程的温度监测记录。

（3）接种情况登记、报告记录。

（4）完成国家免疫规划后剩余第一类疫苗的报告记录。

（5）乡级医疗卫生机构向承担预防接种工作的村医疗卫生机构分发第一类疫苗的记录。

2. 检查方法

（1）查阅接种单位接收第一类疫苗和经省级公共资源交易平台购进第二类疫苗的记录。

1）核查接种单位接收第一类疫苗或者购进第二类疫苗时，是否对疫苗品种、剂型、批准文号、数量、规格、批号、有效期、温度记录、供货单位、生产厂商、质量状况等内容进行核对，做好记录，查阅记录是否完整。

2）接种单位接收第一类疫苗或者购进第二类疫苗时，是否建立并保存真实、完整的接收、购进记录，做到票、账、货、款一致。保存至超过疫苗有效期2年备查。

《疫苗流通和预防接种管理条例》规定：采购疫苗，应当通过省级公共资源交易平台进行。第一类疫苗由省级疾病预防控制机构按照使用计划分发到设区的市级疾病预防控制机构或者县级疾病预防控制机构，县级疾病预防控制机构分发到接种单位和乡级医疗卫生机构，乡级医疗卫生机构分发到承担预防接种工作的村医疗卫生机构；医疗卫生机构不得向其他单位或者个人分发第一类疫苗。第二类疫苗由省级疾病预防控制机构组织在省级公共资源交易平台集中采购，由县级疾病预防控制机构向疫苗生产企业采购后供应给本行政区域的接种单位。疫苗生产企业直接向县级疾病预防控制机构配送第二类疫苗，或者委托具备冷链储存、运输条件的企业配送；接受委托配送第二类疫苗的企业不得委托配送。

（2）接种单位接收第一类疫苗或者购进第二类疫苗时，是否索要疫苗储存、运输全过程的温度监测记录；是否接收或者购进不能提供全过程温度监测记录或者温度控制不符合要求的疫苗；发现不符合要求的疫苗是否立即向所在地县级人民政府药品监督管理部门、卫生计生行政部门报告。

（3）查阅接种情况登记、报告记录。接种单位是否如实记录疫苗的使用及废弃数量，在进行国家免疫规划疫苗接种时，剩余的疫苗是否向原疫苗分发单位报告，并说明理由，查看记录。每次门诊结束后是否统计本次接种情

况和下次接种的疫苗使用计划,并按规定上报。

（4）接种单位发现包装无法识别、超过有效期、来源不明等疫苗,是否逐级上报,其中第一类疫苗上报至省级疾病预防控制机构,第二类疫苗上报至县级疾病预防控制机构。每次门诊结束后是否统计本次接种情况和下次接种的疫苗使用计划,并按规定上报。《预防接种工作规范》规定,需报废疫苗统一回收至县级以上疾病预防控制机构,在同级食品药品监督管理部门和卫生计生行政部门监督下销毁,并保留记录5年。

（5）查阅完成国家免疫规划后剩余第一类疫苗的报告记录。

（6）查阅乡级医疗卫生机构向承担预防接种工作的村医疗卫生机构分发第一类疫苗的记录。

（四）接收或者购进疫苗时向疫苗生产企业索取证明文件的情况

1. 检查内容　查阅接种单位接收或者购进疫苗时向疫苗生产企业索取的证明文件,核查文件的保存期限。

2. 检查方法

（1）查阅接种单位接收或者购进疫苗时,是否向疫苗生产企业索取药品检验机构依法签发的生物制品每批检验合格或者审核批准证明复印件,并加盖有企业印章。

（2）查阅接种单位接收或者购进疫苗时,是否索取进口药品通关单复印件,并加盖有企业印章。

（3）核查文件的保存期限,是否保存至超过疫苗有效期2年备查。

（五）预防接种异常反应或者疑似预防接种异常反应的处理和报告情况

1. 检查内容　预防接种异常反应或者疑似预防接种异常反应的处理和报告记录。

2. 检查方法

（1）查阅预防接种异常反应登记和处理调查记录,发生预防接种异常反应或者疑似预防接种异常反应是否按规定及时处理和向主管部门报告。

1）查阅其预防接种异常反应、疑似预防接种异常反应登记。

2）向所在地县级疾病预防控制机构、县级卫生计生行政部门和药品监督管理部门报告记录。

《疫苗流通和预防接种管理条例》第四十二条规定:疾病预防控制机构和接种单位及其医疗卫生人员发现预防接种异常反应、疑似预防接种异常反应或者接到相关报告的,应当依照预防接种工作规范及时处理,并立即报告所在地的县级人民政府卫生主管部门、药品监督管理部门。接到报告的卫生主管部门、药品监督管理部门应当立即组织调查处理。

《预防接种异常反应鉴定办法》规定:各级各类医疗机构、疾病预防控制机构和接种单位及其执行职务的人员发现预防接种异常反应、疑似预防接种异常反应或者接到相关报告,应当及时向所在地的县级卫生行政部门、药品监督管理部门报告。《全国疑似预防接种异常反应监测方案》明确责任报告单位和报告人应当在发现疑似预防接种异常反应后 48 小时内填写疑似预防接种异常反应个案报告卡,向受种者所在地的县级疾病预防控制机构报告;发现怀疑与预防接种有关的死亡、严重残疾、群体性疑似预防接种异常反应、对社会有重大影响的疑似预防接种异常反应时,在 2 小时内填写疑似预防接种异常反应个案报告卡或群体性疑似预防接种异常反应登记表,以电话等最快方式向受种者所在地的县级疾病预防控制机构报告。县级疾病预防控制机构经核实后立即通过全国预防接种信息管理系统进行网络直报。各级疾病预防控制机构和药品不良反应监测机构应当通过全国预防接种信息管理系统实时监测疑似预防接种异常反应报告信息。

对于死亡或群体性疑似预防接种异常反应,同时还应当按照《突发公共卫生事件应急条例》的有关规定进行报告。

（2）配合调查提供所需要的临床和疫苗接种等情况的资料记录。

二、疾病预防控制机构的监督

（一）疫苗的接收、购进、分发、供应记录情况

1. 检查内容　查阅疾病预防控制机构接收第一类疫苗和经省级公共资源交易平台购进第二类疫苗的记录,核查储存、分发、供应记录和保存期限,以及索要的疫苗储存、运输全过程的温度监测记录。

2. 检查方法

（1）查阅疾病预防控制机构按照使用计划将第一类疫苗分发到下级疾病预防控制机构、接种单位、乡级医疗卫生机构的记录,核查记录的保存期限是否超过疫苗有效期 2 年备查。

（2）查阅疾病预防控制机构接收第一类疫苗或者购进第二类疫苗时,是否建立并保存真实、完整的接收、购进记录,做到票、账、货、款一致。保存至超过疫苗有效期 2 年备查。

（3）查阅疾病预防控制机构接收第一类疫苗或者购进第二类疫苗时,是否索要疫苗储存、运输全过程的温度监测记录;是否接收或者购进不能提供全过程温度监测记录或者温度控制不符合要求的疫苗;发现不符合要求的疫苗是否立即向所在地县级人民政府药品监督管理部门、卫生主管部门报告。

（二）接收或者购进疫苗时向疫苗生产企业索取证明文件的情况

1. 检查内容　查阅疾病预防控制机构接收或者购进疫苗时向疫苗生产企业索取的证明文件,核查文件的保存期限。

2. 检查方法

（1）查阅疾病预防控制机构接收或者购进疫苗时，是否向疫苗生产企业索取药品检验机构依法签发的生物制品每批检验合格或者审核批准证明复印件，并加盖有企业印章。

（2）查阅疾病预防控制机构接收或者购进疫苗时，是否索取进口药品通关单复印件，并加盖有企业印章。

（3）核查文件的保存期限，是否保存至超过疫苗有效期2年备查。

（三）疾病预防控制机构开展预防接种相关宣传、培训、技术指导等工作情况

1. 检查内容　疾病预防控制机构开展预防接种相关宣传、培训、技术指导等工作情况。

2. 检查方法　查阅疾病预防控制机构开展预防接种健康教育、健康促进活动的记录，包括图片、视频和文字材料，制作的预防接种健康教育材料；查阅编写的培训教材，对专业人员进行培训的资料；对有关部门和基层开展的预防接种健康促进、健康教育活动提供技术指导的工作记录和资料。

（四）预防接种异常反应或者疑似预防接种异常反应的处理和报告情况

1. 检查内容　预防接种异常反应或者疑似预防接种异常反应的处理和报告记录。

2. 检查方法

（1）查阅预防接种异常反应登记和处理调查记录，发生预防接种异常反应或者疑似预防接种异常反应是否按规定及时处理和向主管部门报告。

（2）查阅疾病预防控制机构预防接种异常反应登记记录。核实其对需要调查的预防接种异常反应或者疑似预防接种异常反应是否在接到报告后48小时内组织开展调查；怀疑与预防接种有关的死亡、严重残疾、群体性疑似预防接种异常反应、对社会有重大影响的疑似预防接种异常反应时，市级或省级疾病预防控制机构在接到报告后是否立即组织预防接种异常反应调查诊断专家组进行调查。查阅处理调查记录和向卫生计生行政部门和药品监督管理部门报告的记录。

三、其他方面的卫生监督

在对预防接种单位的监督检查时还可结合《传染病防治卫生监督工作规范》中规定的卫生监督内容，对接种场所消毒设施、设备及消毒记录情况，接种工作人员手卫生及执行无菌操作情况，现场使用的消毒产品符合规定情况，安全注射情况以及医疗废物处置符合《医疗废物管理条例》规定情况等方面进行监督检查。

第四节 违法行为处理

一、违法行为处理

具体见表2-2。

表2-2 预防接种违法行为处理参考表

序号	违法行为	违法条款	处理依据
1	未经卫生计生行政部门依法指定擅自从事预防接种工作	《疫苗流通和预防接种管理条例》第八条第一款	《疫苗流通和预防接种管理条例》第六十八条
2	接种单位接收或者购进疫苗时未依照规定索要温度监测记录，接收、购进不符合要求的疫苗，或者未依照规定报告	《疫苗流通和预防接种管理条例》第二十三条第一款	《疫苗流通和预防接种管理条例》第五十九条第（一）项
3	接种单位未依照规定建立并保存真实、完整的疫苗接收或者购进记录	《疫苗流通和预防接种管理条例》第二十三条第一款	《疫苗流通和预防接种管理条例》第五十九条第（二）项
4	接种单位未在其接种场所的显著位置公示第一类疫苗的品种和接种方法	《疫苗流通和预防接种管理条例》第二十四条	《疫苗流通和预防接种管理条例》第五十九条第（三）项
5	接种单位医疗卫生人员在接种前，未告知受种者或其监护人所接种疫苗的品种、作用、禁忌、不良反应以及注意事项、询问受种者健康状况以及是否有接种禁忌等情况	《疫苗流通和预防接种管理条例》第二十五条第一款	《疫苗流通和预防接种管理条例》第五十九条第（四）项
6	接种单位实施预防接种的医疗卫生人员未依照规定填写并保存接种记录	《疫苗流通和预防接种管理条例》第二十五条第二款	《疫苗流通和预防接种管理条例》第五十九条第（五）项
7	接种单位未依照规定对接种疫苗的情况进行登记并报告	《疫苗流通和预防接种管理条例》第二十九条	《疫苗流通和预防接种管理条例》第五十九条第（六）项
8	疾病预防控制机构未按照使用计划将第一类疫苗分发到下级疾病预防控制机构、接种单位、乡级医疗卫生机构	《疫苗流通和预防接种管理条例》第十四条第一款	《疫苗流通和预防接种管理条例》第五十八条第一款第（一）项

续表

序号	违法行为	违法条款	处理依据
9	乡级医疗卫生机构未依照《疫苗流通和预防接种管理条例》规定将第一类疫苗分发到承担预防接种工作的村医疗卫生机构	《疫苗流通和预防接种管理条例》第十四条第一款	《疫苗流通和预防接种管理条例》第五十八条第二款
10	疾病预防控制机构未依照规定建立并保存疫苗购进、储存、分发、供应记录	《疫苗流通和预防接种管理条例》第十八条第二款	《疫苗流通和预防接种管理条例》第五十八条第一款第（二）项
11	疾病预防控制机构接收或者购进疫苗时未依照规定索要温度监测记录，接收、购进不符合要求的疫苗，或者未依照规定报告	《疫苗流通和预防接种管理条例》第十八条第二款	《疫苗流通和预防接种管理条例》第五十八条第一款第（三）项
12	疾病预防控制机构或接种单位未通过省级公共资源交易平台采购疫苗	《疫苗流通和预防接种管理条例》第十条	《疫苗流通和预防接种管理条例》第六十条第（一）项
13	疾病预防控制机构或接种单位从疫苗生产企业、县级疾病预防控制机构以外的单位或者个人购进第二类疫苗	《疫苗流通和预防接种管理条例》第十五条第一款	《疫苗流通和预防接种管理条例》第六十条第（二）项
14	接种单位接种疫苗未遵守预防接种工作规范、免疫程序、疫苗使用指导原则、接种方案	《疫苗流通和预防接种管理条例》第二十四条	《疫苗流通和预防接种管理条例》第六十条第（三）项
15	疾病预防控制机构或接种单位发现预防接种异常反应或者疑似预防接种异常反应，未依照规定及时处理或者报告	《疫苗流通和预防接种管理条例》第四十二条	《疫苗流通和预防接种管理条例》第六十条第（四）项
16	擅自进行群体性预防接种	《疫苗流通和预防接种管理条例》第三十一条	《疫苗流通和预防接种管理条例》第六十条第（五）项
17	疾病预防控制机构或接种单位未依照规定对包装无法识别、超过有效期、脱离冷链、经检验不符合标准、来源不明的疫苗进行登记、报告，或者未依照规定记录销毁情况	《疫苗流通和预防接种管理条例》第五十五条	《疫苗流通和预防接种管理条例》第六十条第（六）项

续表

序号	违法行为	违法条款	处理依据
18	擅自发布接种第二类疫苗的建议信息	《疫苗流通和预防接种管理条例》第三十三条第一款	《疫苗流通和预防接种管理条例》第六十七条

二、案例介绍

（一）案例1

1. 案由 某卫生室未经卫生主管部门依法指定擅自从事预防接种工作案。

2. 案情简介 2006年10月25日某市某区卫生监督所对某乡卫生院下属卫生室现场检查，发现该卫生室未经卫生主管部门指定，擅自从事"狂犬病疫苗"接种工作。10月27日该区卫生监督所卫生监督员对该卫生室进行现场调查，并对该乡卫生院法定代表人授权委托人进行调查询问，调查结果认定案情属实，进一步确认该卫生室违法所得人民币355.5元。

3. 处理结果 该卫生室未经卫生主管部门依法指定擅自从事"狂犬病疫苗"接种工作的事实违反了《疫苗流通和预防接种管理条例》第八条第一款的规定：经县级人民政府卫生主管部门依照本条例规定指定的医疗卫生机构（以下称接种单位），承担预防接种工作。县级人民政府卫生主管部门指定接种单位时，应当明确其责任区域。

依据《疫苗流通和预防接种管理条例》第六十六条的规定：未经卫生主管部门依法指定擅自从事接种工作的，由所在地或者行为发生地的县级人民政府卫生主管部门责令改正，给予警告；有违法持有疫苗的，没收违法持有的疫苗；有违法所得的，没收违法所得；拒不改正的，对主要负责人、直接负责的主管人员和其他直接负责人员依法给予警告、降级的处分。

根据以上条款规定，由于现场未发现"狂犬病疫苗"，本案件最终决定给予该卫生室警告并没收违法所得人民币355.5元的行政处罚。

（二）案例2

1. 案由 某村卫生室接种疫苗前未按规定告知、询问受种者或者其监护人有关情况案。

2. 案情简介 2013年1月17日某区卫生局卫生监督所接投诉人李某某信访件，反映"2011年3月28日，受种者耿某某在某区某乡某村卫生室打百白破、乙肝、脊髓灰质炎疫苗后出现不良反应，要求会诊并负责小孩儿治疗事宜，并要求卫生行政部门查处"。2013年1月21日，该区卫生局卫生监督所两名卫生监督员对该单位进行现场监督检查,发现该卫生室《医疗机构执业许可证》在有效期内,现场检查未见患者耿某某2011年3月28日接种百白破、乙肝、脊髓灰质炎疫苗的知情同意书留底档案。

3. 处理结果 两名卫生监督员在该卫生室取得《现场检查笔录》,医生李某、徐某某的《医师资格证书》《医师执业证书》和其《预防接种人员培训合格证》复印件,受种者耿某某2011年3月28日接种百白破、乙肝、脊髓灰质炎疫苗的登记接种记录复印件,受种者耿某某疑似预防接种异常反应个案调查表复印件,该卫生室负责人李某的《询问笔录》。经调查核实,该卫生室医疗卫生人员在2011年3月28日给受种者耿某某接种疫苗前,未与受种者耿某某的监护人签署接种疫苗知情同意书。故认定该卫生室未按照相关法规规定告知、询问受种者或者其监护人有关情况,并如实记录告知和询问情况。

该行为违反了《疫苗流通和预防接种管理条例》第二十五条第一款的规定,依据《疫苗流通和预防接种管理条例》第五十七条第一款第(三)项的规定,对该卫生室给予警告的行政处罚,同时责令改正上述违法行为。

第三章

法定传染病疫情报告卫生监督

第一节 概　　述

在传染病疫情预防控制工作中,疫情报告是重要环节。快速、及时、准确地掌握传染病疫情信息,有利于政府及有关部门的正确决策,有利于制定正确的传染病防治方案,并有利于采取正确的预防控制措施有效预防和控制传染病的发生和流行。

中华人民共和国成立以来,我国疫情报告工作发展经历了3个阶段。第一阶段是1950—1985年以县为基础的月报,邮寄报表。第二阶段是1985—2003年以县为基础的月报,电子文档上报。2003年SARS暴发以后,我国加强了公共卫生信息系统的建设。利用现代通信手段,在全国建立了统一、高效、快速、准确的疫情报告系统,形成纵横贯通的信息报告网络。第三阶段是2004年至目前的覆盖39种法定传染病、以互联网为基础的实时报告。目前,全国所有的县级及以上疾病预防控制机构、98%的县级以上医疗机构、94%的基层医疗卫生机构实现了法定传染病实时网络直报,医疗卫生机构发现传染病疫情后逐级报告的平均时间由直报前的5天缩短为4小时。

自2004年起实行传染病疫情网络直报以来,已经运行的子系统有:传染病报告信息管理系统、突发公共卫生事件报告管理系统、专病/单病管理系统(艾滋病、肺结核、鼠疫)、流感/禽流感监测系统、手足口病医院死亡病例报告系统、健康危险因素报告系统、疾病预防控制基本信息系统、儿童预防接种信息管理系统、救灾防病信息报告管理系统,实现了疫情报告实时动态管理。

专病报告系统主要统计指标为实时统计,各类统计数据处于动态变化之中;除了疫情报告功能外主要还发挥了病例管理功能。如艾滋病感染者一报告就作为队列进行动态随访管理直到死亡。

一、有关概念

（一）法定报告传染病病种

2004 年《传染病防治法》修订颁布时规定的法定报告传染病共分甲、乙、丙 3 类 37 种，根据疾病防治工作的需要，国家对法定传染病进行及时调整。目前，调整后的法定报告传染病为 3 类 39 种。

甲类传染病：鼠疫、霍乱。

乙类传染病：传染性非典型肺炎、艾滋病、病毒性肝炎、脊髓灰质炎、人感染高致病性禽流感、麻疹、流行性出血热、狂犬病、流行性乙型脑炎、登革热、炭疽、细菌性和阿米巴性痢疾、肺结核、伤寒和副伤寒、流行性脑脊髓膜炎、百日咳、白喉、新生儿破伤风、猩红热、布鲁氏菌病、淋病、梅毒、钩端螺旋体病、血吸虫病、疟疾、人感染 H7N9 禽流感。

丙类传染病：流行性感冒、流行性腮腺炎、风疹、急性出血性结膜炎、麻风病、流行性和地方性斑疹伤寒、黑热病、包虫病、丝虫病，除霍乱、细菌性和阿米巴性痢疾、伤寒和副伤寒以外的感染性腹泻病、手足口病。

对乙类传染病中传染性非典型肺炎、炭疽中的肺炭疽采取甲类传染病的预防、控制措施。其他乙类传染病和突发原因不明的传染病需要采取甲类传染病的预防、控制措施的，由国务院卫生计生行政部门及时报经国务院批准后予以公布、实施。省、自治区、直辖市人民政府对本行政区域内常见、多发的其他地方性传染病，可以根据情况决定按照乙类或者丙类传染病管理并予以公布，报国务院卫生计生行政部门备案。

（二）法定传染病疫情报告

法定传染病疫情报告是疾病预防控制机构、医疗机构和采供血机构及其执行职务的人员发现《传染病防治法》规定的传染病疫情或者发现其他传染病暴发、流行以及突发原因不明的传染病时，遵循疫情报告属地管理原则，按照国务院规定的或者国务院卫生计生行政部门规定的内容、程序、方式和时限进行报告的行为。

（三）责任报告单位

指各级各类医疗机构、疾病预防控制机构、采供血机构。

（四）责任疫情报告人

指各级各类医疗机构、疾病预防控制机构、采供血机构中执行职务的人员。

二、卫生监督职责

传染病疫情报告卫生监督是传染病防治卫生监督的一项重要内容，卫生计生行政部门及其综合监督执法机构依法对医疗卫生机构及其执行公务的工作人员监督检查传染病疫情报告工作,查处违法行为。

《传染病防治法》规定各级卫生计生行政部门是传染病疫情报告卫生监督的执法主体。监督对象包括辖区内责任报告单位和责任报告人。按照原国家卫生计生委《传染病防治卫生监督工作规范》,设区的市、县级卫生计生行政部门及其综合监督执法机构承担传染病疫情报告的卫生监督,其职责为:

1. 根据本省(区、市)传染病防治卫生监督工作规划、年度计划,结合实际,制订辖区内传染病疫情报告卫生监督计划,明确重点监督内容并组织落实。

2. 组织开展辖区内传染病疫情报告卫生监督培训工作。

3. 组织开展辖区内医疗卫生机构日常传染病疫情报告卫生监督工作。

4. 组织查处辖区内传染病疫情报告违法案件。

5. 负责辖区内传染病疫情报告卫生监督信息的汇总、核实、分析和上报工作。

6. 设区的市对县级传染病疫情报告卫生监督工作进行指导、督查。

7. 承担上级部门指定或交办的传染病疫情报告卫生监督任务。

8. 承担上级交办的其他任务。

第二节　执法依据

一、法律法规

1.《传染病防治法》

2.《突发公共卫生事件应急条例》

3.《突发公共卫生事件与传染病疫情监测信息报告管理办法》

二、规范性文件

1.《国家突发公共卫生事件相关信息报告管理规范(试行)》(卫办应急发〔2005〕288号)

2.《传染病信息报告管理规范》(国卫办疾控发〔2015〕53号)

3. 国家卫生计生委办公厅关于调整肺结核传染病报告分类的通知(国卫办疾控发〔2017〕600号)

三、法律法规具体规定

(一)《传染病防治法》

1. 明确病种及分类的条款有以下两条:

第三条　本法规定的传染病分为甲类、乙类和丙类。

第四条　对乙类传染病中传染性非典型肺炎、炭疽中的肺炭疽,采取本法所称甲类传染病的预防、控制措施。其他乙类传染病和突发原因不明的传染病需要采取本法所称甲类传染病的预防、控制措施的,由国务院卫生计生行政部门及时报经国务院批准后予以公布、实施。省、自治区、直辖市人民政府对本行政区域内常见、多发的其他地方性传染病,可以根据情况决定按照乙类或者丙类传染病管理并予以公布,报国务院卫生计生行政部门备案。

2. 明确疫情报告法律义务的条款有以下4条:

第三十条　疾病预防控制机构、医疗机构和采供血机构及其执行职务的人员发现本法规定的传染病疫情或者发现其他传染病暴发、流行以及突发原因不明的传染病时,应当遵循疫情报告属地管理原则,按照国务院规定的或者国务院卫生行政部门规定的内容、程序、方式和时限报告。军队医疗机构向社会公众提供医疗服务,发现前款规定的传染病疫情时,应当按照国务院卫生行政部门的规定报告。

第三十二条　港口、机场、铁路疾病预防控制机构以及国境卫生检疫机关发现甲类传染病病人、病原携带者、疑似传染病病人时,应当按照国家有关规定立即向国境口岸所在地的疾病预防控制机构或者所在地县级以上地方人民政府卫生行政部门报告并互相通报。

第三十三条　疾病预防控制机构应当主动收集、分析、调查、核实传染病疫情信息。接到甲类、乙类传染病疫情报告或者发现传染病暴发、流行时,应当立即报告当地卫生行政部门,由当地卫生行政部门立即报告当地人民政府,同时报告上级卫生行政部门和国务院卫生行政部门。疾病预防控制机构应当设立或者指定专门的部门、人员负责传染病疫情信息管理工作,及时对疫情报告进行核实、分析。

第三十七条　依照本法的规定负有传染病疫情报告职责的人民政府有关部门、疾病预防控制机构、医疗机构、采供血机构及其工作人员,不得隐瞒、谎报、缓报传染病疫情。

3. 规范疫情通报的条款有以下两条:

第三十四条　县级以上地方人民政府卫生计生行政部门应当及时向本行政区域内的疾病预防控制机构和医疗机构通报传染病疫情以及监测、预警的相关信息。接到通报的疾病预防控制机构和医疗机构应当及时告知本单位的有关人员。

第三十六条　动物防疫机构和疾病预防控制机构,应当及时互相通报动物间和人间发生的人畜共患传染病疫情以及相关信息。

4.明确法律责任的条款为以下3条：

第六十八条　疾病预防控制机构违反本法规定，有下列情形之一的，由县级以上人民政府卫生行政部门责令限期改正，通报批评，给予警告；对负有责任的主管人员和其他直接责任人员，依法给予降级、撤职、开除的处分，并可以依法吊销有关责任人员的执业证书；构成犯罪的，依法追究刑事责任：(二)未依法履行传染病疫情报告、通报职责，或者隐瞒、谎报、缓报传染病疫情的；(三)未主动收集传染病疫情信息，或者对传染病疫情信息和疫情报告未及时进行分析、调查、核实的。

第六十九条　医疗机构违反本法规定，有下列情形之一的，由县级以上人民政府卫生行政部门责令改正，通报批评，给予警告；造成传染病传播、流行或者其他严重后果的，对负有责任的主管人员和其他直接责任人员，依法给予降级、撤职、开除的处分，并可以依法吊销有关责任人员的执业证书；构成犯罪的，依法追究刑事责任：(二)未按照规定报告传染病疫情，或者隐瞒、谎报、缓报传染病疫情的。

第七十条　采供血机构未按照规定报告传染病疫情，或者隐瞒、谎报、缓报传染病疫情，或者未执行国家有关规定，导致因输入血液引起经血液传播疾病发生的，由县级以上人民政府卫生行政部门责令改正，通报批评，给予警告；造成传染病传播、流行或者其他严重后果的，对负有责任的主管人员和其他直接责任人员，依法给予降级、撤职、开除的处分，并可以依法吊销采供血机构的执业许可证；构成犯罪的，依法追究刑事责任。

（二）《突发公共卫生事件应急条例》

第二十条　突发事件监测机构、医疗卫生机构和有关单位发现有本条例第十九条规定情形之一的，应当在2小时内向所在地县级人民政府卫生行政主管部门报告；接到报告的卫生行政主管部门应当在2小时内向本级人民政府报告，并同时向上级人民政府卫生行政主管部门和国务院卫生行政主管部门报告。

县级人民政府应当在接到报告后2小时内向设区的市级人民政府或者上一级人民政府报告；设区的市级人民政府应当在接到报告后2小时内向省、自治区、直辖市人民政府报告。

第二十一条　任何单位和个人对突发事件，不得隐瞒、缓报、谎报或者授意他人隐瞒、缓报、谎报。

第五十条　医疗卫生机构有下列行为之一的，由卫生行政主管部门责令改正、通报批评、给予警告；情节严重的，吊销《医疗机构执业许可证》；对主要负责人、负有责任的主管人员和其他直接责任人员依法给予降级或者撤职的纪律处分；造成传染病传播、流行或者对社会公众健康造成其他严重危害后果,构成犯罪的,依法追究刑事责任:(一)未依照本条例的规定履行报告职责,隐瞒、缓报或者谎报的;(二)未依照本条例的规定及时采取控制措施的;(三)未依照本条例的规定履行突发事件监测职责的;(四)拒绝接诊病人的;(五)拒不服从突发事件应急处理指挥部调度的。

第五十一条　在突发事件应急处理工作中,有关单位和个人未依照本条例的规定履行报告职责,隐瞒、缓报或者谎报,阻碍突发事件应急处理工作人员执行职务,拒绝国务院卫生行政主管部门或者其他有关部门指定的专业技术机构进入突发事件现场,或者不配合调查、采样、技术分析和检验的,对有关责任人员依法给予行政处分或者纪律处分;触犯《中华人民共和国治安管理处罚条例》,构成违反治安管理行为的,由公安机关依法予以处罚;构成犯罪的,依法追究刑事责任。

第三节　监督检查内容与方法

根据监督对象不同分为医疗机构、疾病预防控制机构和采供血机构疫情报告监督内容与方法。

一、医疗机构的监督

医疗机构传染病疫情报告监督检查重点内容包括:一是建立传染病疫情报告的管理组织、制度情况;二是依法履行传染病疫情报告情况;三是日常管理和质量控制的情况。

(一)建立传染病疫情报告的管理组织、制度情况

1. 检查内容

(1)确立或指定具体部门和专(兼)人员负责传染病疫情报告管理工作。

(2)配备必要的设备包括电脑、网络、传真电话等保证突发公共卫生事件和疫情监测信息的及时报送。

(3)建立健全传染病疫情报告管理制度,包括传染病诊断、报告、登记、自查、奖惩、培训等工作制度建立情况。

2. 检查方法

(1)查阅确立或指定具体部门和专(兼)职人员负责传染病疫情报告管理工作的文件资料,现场核查专(兼)职疫情报告人员。

(2)查阅传染病报告管理制度,查看内容是否包括传染病诊断、登记、报告、异常信息快速反馈、自查、奖惩、培训等。

(3)检查传染病疫情网络直报专用设备及运转情况及设备维护记录。

(4)考查专职疫情报告人员现场演示传染病网络直报操作。

（二）依法履行传染病疫情报告情况

1. 检查内容

（1）登记和报告：传染病疫情报告实行属地化管理和首诊负责制。责任报告单位或责任报告人在诊疗过程中应规范填写或由电子病历、电子健康档案自动生成规范的门诊日志、入/出院登记、检测检验和放射登记。首诊医生在诊疗过程中发现传染病患者、疑似传染病患者和规定报告的病原携带者后应按照要求填写《传染病报告卡》或通过电子病历、电子健康档案自动抽取符合交换文档标准的电子传染病报告卡。电子交换文档应当使用符合国家统一认证标准的电子签名和时间戳。医疗机构传染病报告管理人员须对收到的纸质传染病报告卡或电子病历、电子健康档案系统中抽取的电子传染病报告卡的信息进行检查，在规定的时限内进行网络报告。门诊部、诊所、卫生所（室）等不具备网络直报条件的医疗机构，在规定的时限内将传染病报告卡信息报告属地乡镇卫生院、城市社区卫生服务中心或县级疾病预防控制机构进行网络报告，同时传真或寄送传染病报告卡至代报单位。

发现甲类传染病和乙类传染病中的肺炭疽、传染性非典型肺炎等按照甲类管理的传染病患者或疑似传染病患者，或发现其他传染病和不明原因疾病暴发时，应于 2 小时内通过网络报告。对其他乙、丙类传染病患者、疑似传染病患者和规定报告的传染病病原携带者在诊断后，应于 24 小时内进行网络报告。

不具备网络直报条件的医疗机构及时向属地乡镇卫生院、城市社区卫生服务中心或县级疾病预防控制机构报告，并于 24 小时内寄送出传染病报告卡至代报单位。

（2）资料保存：纸质《传染病报告卡》及传染病报告记录保存 3 年。不具备网络直报条件的医疗机构，其传染病报告卡由代报单位保存，原报告单位必须进行登记备案。符合《中华人民共和国电子签名法》的电子传染病报告卡视为与纸质文本具有同等法律效力，须做好备份工作，备份保存时间至少与纸质传染病报告卡一致；暂不符合的须打印成纸质卡片由首诊医生签名后进行保存备案。

2. 检查方法

（1）现场查阅感染性疾病、急诊科、内科、儿科、皮肤（性）病科、妇（产）科等临床科室门诊日志，核对传染病或疑似传染病患者信息、传染病报告卡、网络报告信息，核查有无隐瞒、谎报、缓报传染病疫情。

（2）或现场查阅辅助检查科室（放射、检验等）登记的传染病阳性检验或影像结果记录，核对传染病或疑似传染病患者信息、传染病报告卡、网络报告信息，核查有无隐瞒、谎报、缓报传染病疫情。

（3）或现场查阅出入院登记的住院患者的相关信息，核对传染病或疑似传染病病人信息，传染病报告卡、网络报告信息，核查有无隐瞒、谎报、缓报传染病疫情。

（4）对不具备网络直报条件的县级以下医疗机构，还要查阅传染病报告登记记录（或传染病报告卡的备案记录、相关电话记录等），与疾病预防控制机构收到的报告卡及网络报告信息核对，核查有无隐瞒、谎报、缓报传染病疫情。

（5）现场抽查近3年的传染病报告卡或备案记录是否存在缺失或损毁。

（三）日常管理和质量控制

1. 检查内容

（1）质量控制：传染病报告卡录入人员对收到的传染病报告卡必须进行错项、漏项、逻辑错误等检查，对有疑问的报告卡必须及时向填卡人核实；在同一医疗卫生机构发生报告病例诊断变更、已报告病例死亡或填卡错误时，应及时进行订正报告，并重新填写传染病报告卡，卡片类别选择订正项，并注明原报告病名；对报告的疑似病例，应及时进行排除或确诊；每日对报告信息进行查重，对重复报告信息进行删除；二级以上医疗机构按季、年进行传染病报告的汇总或分析。

（2）日常管理：医疗机构应将传染病信息报告管理工作纳入工作考核范围，定期对医疗机构内部疫情报告情况进行自查，并将自查结果与奖惩制度挂钩。

（3）培训：医疗机构应对临床医生、新上岗人员等定期开展传染病疫情报告管理及突发公共卫生事件报告管理专业培训和考核。

2. 检查方法

（1）现场抽查保存的《传染病报告卡》或符合交换文档标准的电子传染病报告卡填写有无错项、漏项、逻辑错误；有无订正报告卡；有无查重、补报等工作记录；有无传染病报告的汇总或分析。

（2）查阅开展传染病疫情报告管理内部自查的记录和奖惩制度的执行记录资料。

（3）查阅医疗机构定期对临床医生、新上岗人员等开展传染病疫情报告管理及突发公共卫生事件报告管理专业培训和考核培训记录，如签到簿、培训教材、试卷等。

（4）或现场检查上述医护、检验等卫生技术人员传染病疫情报告相关知识掌握情况。

二、疾病预防控制机构的监督

疾病预防控制机构传染病疫情报告监督检查重点内容包括：一是建立传

染病疫情报告的管理组织、制度情况;二是依法履行传染病疫情报告、日常管理和质量控制的情况;三是及时对辖区内的传染病疫情信息审核确认,并开展疫情分析、调查与核实的情况;四是依法履行与相关部门传染病疫情信息通报职责的情况。

(一)建立传染病疫情报告的管理组织、制度情况

1. 检查内容

(1)应当设置疫情报告管理部门,配备专业人员。

(2)配备专用传染病疫情网络报告设备及运行情况。

(3)建立传染病疫情报告制度、疫情值班制度、疫情通报制度、疫情应急处置等相关制度情况。

2. 检查方法

(1)查阅设置疫情报告管理部门,以及疫情报告管理职责分工的文件,核查专职疫情报告人员。

(2)现场检查疫情网络直报设备,传染病疫情网络报告系统的运转、连接是否正常,查看疫情报告人员现场演示报告卡的审核确认、查重以及疫情数据导出的情况。

(3)抽查传染病疫情网络使用记录,疫情报告设备的维护记录。

(4)查阅是否建立传染病疫情报告制度、疫情值班制度、疫情通报制度、疫情应急处置制度等。

(二)依法履行传染病疫情报告、日常管理和质量控制的情况

1. 检查内容

(1)登记和报告:县区级疾病预防控制机构收到无网络直报条件责任报告单位报送的传染病报告卡后,应于 2 小时内通过网络直报,接到医疗机构以外的单位和个人报告的传染病疫情,经审核确认后进行登记和报告。

(2)设置专门的举报、咨询热线电话,接受突发公共卫生事件和疫情的报告、咨询和监督。

(3)日常管理和质量控制的情况:各级疾病预防控制机构制定传染病信息报告工作考核方案,并定期对辖区内医疗机构进行指导与考核。

(4)培训与指导情况:定期对下级疾病预防控制机构工作人员进行业务培训;对辖区内医疗机构和下级疾病预防控制机构疫情报告和信息网络管理工作进行技术指导。

2. 检查方法

(1)现场抽取县区级疾病预防控制机构收到无网络直报条件责任报告单位报送的传染病报告卡及传染病疫情电话登记,与网络直报系统信息核对,核查该疾病预防控制机构有无隐瞒、谎报、缓报传染病疫情。

（2）核查无网络直报条件责任报告单位传染病报告登记记录（或传染病报告卡的备案记录、相关电话记录等），与疾病预防控制机构收到的报告卡或传染病疫情电话登记及网络报告信息核对，核查该疾病预防控制机构有无隐瞒、谎报、缓报传染病疫情。

（3）查阅疾病预防控制机构定期对下级疾病预防控制机构工作人员进行有关传染病疫情报告及突发公共卫生事件报告工作的培训记录，如签到簿、培训教材、试卷等。

（4）查阅辖区内医疗机构和下级疾病预防控制机构疫情报告和信息网络管理工作进行技术指导的记录和资料。

（5）现场检查专门的举报、咨询热线电话是否畅通，有无电话记录。

（三）传染病疫情信息审核确认，并开展疫情分析、调查与核实的情况

1. 检查内容

（1）传染病疫情审核确认及分析：县区级疾病预防控制机构疫情管理人员每日对辖区内报告或数据交换的传染病信息进行审核，对有疑问的报告信息及时反馈报告单位或向报告人核实。对误报、重报信息应及时删除，并对传染病疫情动态监控。省级以上疾病预防控制机构须按周、月、年进行动态分析报告。当有甲类或按甲类管理的乙类传染病及其他重大传染病疫情报告时，随时做出专题分析和报告。市和县区级疾病预防控制机构，根据当地卫生计生行政部门工作需要，建立地方疫情分析制度。

（2）传染病疫情调查与核实：对甲类传染病和乙类传染病中的肺炭疽、非典型性肺炎等按照甲类管理的患者、疑似患者以及其他传染病和不明原因疾病暴发的报告信息，应立即调查核实，于2小时内通过完成报告信息的三级确认审核。对其他乙、丙类传染病报告卡，由县级疾病预防控制中心核对无误后，于24小时内通过网络完成确认审核。

2. 检查方法

（1）查阅传染病疫情审核记录，查看是否按要求登录报告系统核实、查重。抽查疫情报告单位报送的传染病报告卡，登录传染病疫情报告系统核查传染病报告核实、查重记录。

（2）先采集传染病疫情网络报告信息再到疫情报告单位核查传染病报告卡信息。

（3）查阅各类常规和定期疫情动态分析报告和专题分析报告等文字资料。

（4）现场抽查疾病预防控制机构开展疫情调查表的相关资料，查看疫情值班记录、电话记录，内容是否包括报告人、接报人，处理情况和结果等。查阅调查表、调查报告或结案小结等资料。

（四）履行与相关部门传染病疫情信息通报职责的情况

1. 检查内容

（1）通报的制度和流程：应当建立与相关部门传染病疫情信息通报的工作制度和疫情信息通报的工作流程。

（2）通报疫情信息：国境口岸所在地卫生计生行政部门指定的疾病预防控制机构和港口、机场、铁路等疾病预防控制机构及国境卫生检疫机构，发现国境卫生检疫法规定的检疫传染病时，应当互相通报疫情。发现人畜共患传染病时，当地疾病预防控制机构和农、林部门应当互相通报疫情。

2. 检查方法

（1）查阅与相关部门传染病疫情通报制度、流程等。

（2）查阅与港口、机场、铁路疾病预防控制机构以及国境卫生检疫互相通报检疫传染病疫情以及相关信息的记录。

（3）查阅与动物防疫机构互相通报动物间和人间发生的人畜共患传染病疫情以及相关信息的记录。

三、采供血机构的监督

采供血机构包括各级各类血站和单采血浆站。采供血机构疫情报告内容为按《艾滋病和艾滋病病毒感染诊断标准》最终检测结果为阳性病例。采供血机构传染病疫情报告监督检查重点内容为：一是建立传染病疫情报告的管理组织、制度情况；二是依法履行按《艾滋病和艾滋病病毒感染诊断标准》对最终检测结果为阳性病例信息报告的情况；三是日常管理和质量控制的情况。

（一）建立传染病疫情报告的管理组织、制度情况

1. 检查内容

（1）确定专门的部门和人员承担传染病疫情报告管理工作。

（2）配备必要的设备包括电脑、网络、传真电话等保证突发公共卫生事件和疫情监测信息的及时报送。

（3）建立健全传染病疫情报告管理制度，包括按《艾滋病和艾滋病病毒感染诊断标准》对最终检测结果为阳性病例信息登记、报告、自查、奖惩、培训等工作制度建立情况。

2. 检查方法

（1）查阅设置疫情报告管理部门或明确疫情报告管理职责分工的文件资料，核查专（兼）职疫情报告人员。

（2）查阅传染病报告管理制度查看内容是否包括 HIV 抗体最终检测结果为阳性的献血者（或供血浆者）信息登记、报告、自查、奖惩、培训等工作制度。

（3）检查传染病疫情网络直报专用设备和运转情况及设备维护记录。

（4）考查专职疫情报告人员现场演示传染病网络直报操作。

（二）传染病疫情登记、报告

1. 检查内容

（1）登记和报告：采供血机构应当使用采供血人员信息登记簿、检验记录登记簿、对发现的人类免疫缺陷病毒（HIV）检测异常信息应进行登记，发现HIV 抗体检测阳性应填写《传染病报告卡》，传染病报告卡由执行职务检验人员负责填写，将《传染病报告卡》交至疫情管理部门由专（兼）职的疫情报告人员在规定的时限内进行网络报告并登记。对不具备网络直报条件的，应在规定的时限内将传染病报告卡信息报告属地县级疾病预防控制机构进行网络报告，同时传真或寄送传染病报告卡至代报单位。

（2）资料保存：《传染病报告卡》及传染病报告记录应当保存 3 年。不具备网络直报条件的采供血机构，其传染病报告卡由收卡单位保存，原报告单位必须进行登记。

2. 检查方法

（1）现场查阅最终检测结果为阳性病例结果登记，与献血者或供浆员登记簿、传染病疫情登记本、传染病疫情报告系统信息核对，核查有无 HIV 阳性结果隐瞒、谎报、缓报情况。

（2）对不具备网络直报条件的采供血机构，还要查阅传染病报告登记记录（或传染病报告卡的备案记录、相关电话记录等），与疾病预防控制机构收到的报告卡的记录及网络报告信息核对，核查有无隐瞒、谎报、缓报传染病疫情。

（3）现场抽查近 3 年来的传染病报告卡或备案记录是否存在缺失或损毁。

（三）日常管理和质量控制

1. 检查内容

（1）质量控制：传染病报告卡录入人员对收到的传染病报告卡必须进行错项、漏项、逻辑错误等检查，对有疑问的报告卡必须及时向填卡人核实。

（2）日常管理：应将传染病信息报告管理工作纳入工作考核范围，定期对疫情报告情况进行自查，并对自查结果与奖惩制度挂钩。

（3）培训：应对工作人员定期开展传染病疫情报告及突发公共卫生事件报告知识培训。

2. 检查方法

（1）现场抽查保存的《传染病报告卡》填写有无错项、漏项、逻辑错误；有无订正报告卡；有无查重、补报等工作记录。

（2）查阅开展传染病疫情报告管理内部自查的记录和奖惩制度的执行记录资料。

（3）查阅定期对工作人员进行有关传染病疫情报告及突发公共卫生事件

报告工作的培训记录,如签到簿、培训教材、试卷等。

(4)现场检查有关人员传染病疫情报告相关知识掌握情况。

第四节　违法行为处理

一、违法行为处理

具体见表3-1。

表3-1　传染病疫情报告违法行为处理参考表

序号	违法行为	违法条款	处理依据
1	医疗机构未建立传染病疫情报告制度	《突发公共卫生事件与传染病疫情监测信息报告管理办法》第十条第一款第(一)项	《突发公共卫生事件与传染病疫情监测信息报告管理办法》第三十八条第(一)项
2	医疗机构未指定相关部门和人员负责传染病疫情报告管理工作	《突发公共卫生事件与传染病疫情监测信息报告管理办法》第十条第一款第(三)项	《突发公共卫生事件与传染病疫情监测信息报告管理办法》第三十八条第(二)项
3	医疗卫生机构及其执行职务的人员隐瞒、谎报、缓报传染病疫情	《传染病防治法》第三十条、三十七条;《突发公共卫生事件应急条例》第二十条、第二十一条;《突发公共卫生事件与传染病疫情监测信息报告管理办法》第七条、十六条	《传染病防治法》第六十八条第(二)项、第六十九条第(二)项、第七十条第一款;《突发公共卫生事件应急条例》第五十条第(一)项;《突发公共卫生事件与传染病疫情监测信息报告管理办法》第三十八条第(三)项、第三十九条第(一)项、第四十条第一款
4	疾病预防控制机构无传染病疫情报告记录、审核记录、各类常规疫情分析报告等文字资料	《传染病防治法》第三十三条第一款;《突发公共卫生事件与传染病疫情监测信息报告管理办法》第八条第(三)项	《传染病防治法》第六十八条第(三)项
5	疾病预防控制机构未向港口、机场、铁路疾病预防控制机构、所在地国境卫生检疫机关通报检疫传染病疫情	《传染病防治法》第三十二条	《传染病防治法》第六十八条第(二)项

续表

序号	违法行为	违法条款	处理依据
6	疾病预防控制机构未与动物防疫机构及时通报人间发生的人畜共患传染病疫情	《传染病防治法》第三十六条	《传染病防治法》第六十八条第（二）项

二、案例介绍

（一）案件1

1. 案由　刘某诊所瞒报传染病疫情造成疫情暴发案。

2. 案情简介　2009年5月17日，某地媒体报道该地区一民办寄宿制中学在3~5月陆续有50多位学生发生不明原因发热、出疹。事件曝光后，当地卫生局立即派人调查处理，经流行病学调查和抽血检验，确定为一起麻疹暴发疫情。经调查询问，患病学生都曾去学校旁的一家个体诊所（刘某诊所）就诊。卫生局立即组织卫生监督员对该诊所进行监督检查。检查发现，2009年3月24日，刘某诊所接诊2例有发热、出疹症状的疑似麻疹病例，并进行了诊疗。随后至5月17日又陆续接诊50余例发热、出疹症状患者。这些患者均为该中学学生。诊所门诊日志登记为疑似麻疹。检查还发现该诊所未建立传染病疫情报告管理制度、未领取传染病报告卡、未建立传染病登记册、未履行报告突发公共卫生事件和传染病疫情法定义务，存在瞒报疫情的违法行为。

卫生监督员对相关人员进行调查询问，制作询问笔录；对刘某诊所检查情况制作了现场笔录，复印相关资料。经合议认定：刘某诊所未建立传染病疫情报告制度且造成传染病疫情暴发的行为违反《传染病防治法》第三十条、第三十七条，《突发公共卫生事件与传染病疫情监测信息报告管理办法》第十八条第二款的规定（刘某诊所的责任承担人就是刘某本人，这时不可以再对刘某做出处理，否则一事两罚）。

3. 违法行为处理　当地卫生局依据《突发公共卫生事件与传染病疫情监测信息报告管理办法》第四十一条的规定责令该诊所停业整改并处1990元罚款。当事人主动放弃了听证及陈述与申辩的权利，并依法自觉完全履行行政处罚决定。

（二）案例2

1. 案由　某市人民医院缓报霍乱疫情案。

2. 案情简介　2005年2月14日中午12时，某市卫生局接市疾病预防控制中心报告：该市人民医院当日上午 9 时 47 分网络上报的一例疑似霍乱病例，报告时限超过了法定时限。13 时 10 分，市卫生监督所根据市卫生局部署，立即联合区卫生监督所前往该医院调查取证。经调查 2005 年 2 月 5 日下午患者黄某因"反复腹泻 30 多次，历时 1 天"到市人民医院就诊，并于当日下午 15 时 30 分收治入院。2 月 7 日患者经抗炎、补液，病情基本稳定，但实验室检查白细胞、肌酐偏高。由于临近春节，患者要求出院，主治医师陈某电话询问检验科张主任后得知可能是致病菌感染，但粪便培养要到 2 月 8 日上午才能有结论。

主治医师陈某于是在 2 月 7 日 16 时同意其"签字自动出院"。2 月 8 日，医院检验科检出霍乱弧菌，张主任于当日上午 9 时许电话告知主治医师陈某并立即打印检验报告单于 11 时由医院工友送至患者住院过的病区。2 月 13 日 20 时，主治医师陈某在整理病历时发现该检验报告单，随后向医院疫情报告负责人王某电话报告。

2 月 14 日上午 8 时，王某与主治医师陈某电话咨询患者黄某，了解到本人目前无任何症状，其周围无类似患者。9 时许，王某拨打区疾病预防控制中心的值班电话进行报告，但当日值班人下乡，将值班电话转移至手机，且手机不在无线电话网络服务区内，所以直至 11 时 43 分才接通。人民医院于 9 时 43 分进行了网络直报。11 时 49 分市疾病预防控制中心接到区疾病预防控制中心的电话报告后，立即上网浏览核实，随后向市卫生局进行了电话报告。

2 月 14 日中午，市卫生局组织市疾病预防控制中心有关人员对该疫情进行疫情调查，并经省疾病预防控制中心确诊为 O139 型霍乱，经后续处理未发生二代病例。卫生监督员对该医院、疾病预防控制中心有关人员进行调查取证，共收集以下有关证据：①患者黄某的住院病历；②患者黄某的粪便细菌培养、分离鉴定的检验报告单；③相关人员的询问笔录：医院疫情报告负责人王某、主治医师陈某、检验科张主任、医院工友、区疾病预防控制中心副主任、具体疫情管理负责人、市疾病预防控制中心负责人；④传染病疫情监测信息系统下载的黄某疑似霍乱传染病报告卡；⑤医院、疾病预防控制中心内部有关管理制度；⑥制作的现场检查笔录。

经合议如下：

1）市人民医院内科执行职务的医务人员陈某在 2005 年 2 月 5 日以"腹泻原因待查"将患者黄某收住入院后，2 月 7 日患者经抗炎、补液，病情基本稳定，但实验室检查白细胞、肌酐偏高。在 2 月 7 日 16 时就同意其"签字自动出院"。2 月 8 日上午，实验室检出霍乱弧菌，张主任于当日上午 9 时许电话告知陈某医师并立即打印检验报告单于 11 时由医院工友送往病区，陈某医师未能严格按照《传染病防治法》有关规定，立即进行报告，而是到 2 月 13 日 20 时陈某医师在整理病历发现了患者黄某的检验报告单，才向医院疫情报告负责人王某电话报告，时间间隔长达130小时。违反了《传染病防治法》第三十条第一款、《突发公共卫生事件与传染病疫情信息报告管理办法》第十九条第一款之规定，发现甲类传染病患者或疑似患者城镇应在2小时内报告的规定，属缓报疫情。

2）该医院疫情报告负责人王某在2005年2月13日20时左右，接陈某医师报告后，未能严格按照法律规定进行报告，直到2005年2月14日上午9时许，才拨打×区疾病预防控制中心的值班电话进行报告，时间间隔13小时，违反了《传染病防治法》第三十条第一款、《突发公共卫生事件与传染病疫情信息报告管理办法》第十九条第一款之规定，发现甲类传染病患者或疑似患者城镇应在2小时内报告的规定，属缓报疫情。

3）某区疾病预防控制中心及其执行职务的值班人在外出时未能将本单位的24小时疫情报告值班电话保持通畅，在2月8日上午9时许至11时43分之间无法接通，未能及时对市人民医院的疫情报告进行核实，违反了《传染病防治法》第三十三条第二款、《突发公共卫生事件与传染病疫情信息报告管理办法》第八条第一款第（一）项之规定。

3. 处理结果　①对该医院予以通报批评，并责令其加强内部管理，规范疫情报告。给予该医院主治医师陈某暂停执业活动6个月的行政处罚；给予该医院疫情报告负责人王某职务降级的处分。②对某区疾病预防控制中心予以通报批评，并责令其加强管理，完善值班制度。同时责成区卫生局对有关责任人进行调查处理。

第四章

传染病预防控制措施卫生监督

第一节 概 述

传染病预防控制措施卫生监督是卫生计生行政部门对医疗卫生机构在采取传染病预防控制措施中，贯彻执行《传染病防治法》《消毒管理办法》《医疗机构传染病预检分诊管理办法》等法律法规情况进行监督检查，查处违法行为的行政行为。

中华人民共和国成立初期，我国对传染病的控制采取群防群治的策略。随着对传染病的认识，从20世纪60年代起，在预防与控制传染病疫情上强调了"控制传染源，切断传播途径，保护易感人群"的预防控制措施，对控制传染病疫情的发生和流行起到了重要作用。20世纪80年代，随着人员流动、物的交流增加，生态及环境的变化，霍乱等重大传染病疫情时有发生，国家针对传染病疫情控制的需要，要求相关医疗机构设立针对重大疫情的专业门诊，如肠道门诊、肝炎门诊、结核门诊等。SARS期间，国家为加强对SARS的控制，又发布了发热门诊设立的有关规定，专业门诊的建立对控制重大传染病疫情发挥了积极作用。

一、有关概念

1. 易感人群 是指某种疾病或传染病缺乏免疫力的人群。

2. 预检分诊 医疗机构为有效控制传染病疫情，防止医疗机构内交叉感染，根据《传染病防治法》的有关规定，对来诊的患者预先进行有关流行病学史、职业史、症状、体征等传染病方面的甄别、检查与分流。

3. 疫源地 现在存在或曾经存在的传染源的场所和传染源可能播散病原体的范围，即易感者可能受到感染的范围。

4. 随时消毒 疫源地内有传染源存在时进行的消毒。其目的是及时杀灭或去除传染源所排出的病原体。

5. 终末消毒 感染源离开疫源地后进行的彻底消毒。

6. 传染病监测 指对特定环境、人群进行流行病学、血清学、病原学、临床症状以及其他有关影响因素的调查研究,预测有关传染病的发生、发展和流行。

二、卫生监督职责

按照原国家卫生计生委《传染病防治卫生监督工作规范》,设区的市、县级卫生计生行政部门及其综合监督执法机构承担传染病疫情控制的卫生监督,其职责为:

1. 根据本省(区、市)传染病防治卫生监督工作规划、年度计划,结合实际,制订辖区内传染病疫情控制卫生监督计划,明确重点监督内容并组织落实。

2. 组织开展辖区内传染病疫情控制卫生监督培训工作。

3. 组织开展辖区内医疗卫生机构日常传染病疫情控制卫生监督工作。

4. 组织查处辖区内传染病疫情控制违法案件。

5. 负责辖区内传染病疫情控制卫生监督信息的汇总、核实、分析和上报工作。

6. 设区的市对县级传染病疫情控制卫生监督工作进行指导、督查。

7. 承担上级部门指定或交办的传染病疫情控制卫生监督任务。

8. 承担上级交办的其他任务。

第二节 执法依据

一、法律法规

1.《传染病防治法》

2.《艾滋病防治条例》

3.《血吸虫病防治条例》

4.《消毒管理办法》

5.《医院感染管理办法》

6.《结核病防治管理办法》

7.《性病防治法》

8.《传染性非典型肺炎防治管理办法》

9.《医疗机构传染病预检分诊管理办法》

10.《传染病病人或疑似传染病病人尸体解剖查验规定》

二、规范性文件

1. 卫生部办公厅关于印发《二级以上综合医院感染性疾病科工作制度和工作人员职责》和《感染性疾病病人就诊流程》的通知（卫办医发〔2004〕166号）

2. 卫生部办公厅关于印发《急性呼吸道发热病人就诊规定》的通知（卫办医发〔2004〕220号）

3.《关于二级以上综合医院感染性疾病科建设的通知》（卫医发〔2004〕292号）

4.《手足口病预防控制指南（2009版）》（卫办疾控发〔2009〕91号）

5.《甲型H1N1流感医院感染控制技术指南（2009年修订版）》（卫发明电〔2009〕124号）

6.《手足口病聚集性和暴发疫情处置工作规范（2012版）》（卫办疾控发〔2012〕80号）

三、标准、技术规范

1. GB 15982—2012《医院消毒卫生标准》

2. GB 19193—2015《疫源地消毒总则》

3. WS/T 311—2016《医院隔离技术规范》

4. WS/T 313—2009《医务人员手卫生规范》

5. WS/T 367—2012《医疗机构消毒技术规范》

四、法律法规具体规定

《传染病防治法》第四章为疫情控制，对传染病的控制措施进行了规定：

第三十九条　医疗机构发现甲类传染病时，应当及时采取下列措施：（一）对病人、病原携带者，予以隔离治疗，隔离期限根据医学检查结果确定；（二）对疑似病人，确诊前在指定场所单独隔离治疗；（三）对医疗机构内的病人、病原携带者、疑似病人的密切接触者，在指定场所进行医学观察和采取其他必要的预防措施。拒绝隔离治疗或者隔离期未满擅自脱离隔离治疗的，可以由公安机关协助医疗机构采取强制隔离治疗措施。医疗机构发现乙类或者丙类传染病病人，应当根据病情采取必要的治疗和控制传播措施。医疗机构对本单位内被传染病病原体污染的场所、物品以及医疗废物，必须依照法律、法规的规定实施消毒和无害化处置。

第四十条　疾病预防控制机构发现传染病疫情或者接到传染病疫情报告时，应当及时采取下列措施：（一）对传染病疫情进行流行病学调查，根据调查情况提出划定疫点、疫区的建议,对被污染的场所进行卫生处理,对密切接触者,在指定场所进行医学观察和采取其他必要的预防措施,并向卫生行政部门提出疫情控制方案;(二)传染病暴发、流行时,对疫点、疫区进行卫生处理,向卫生行政部门提出疫情控制方案,并按照卫生行政部门的要求采取措施;(三)指导下级疾病预防控制机构实施传染病预防、控制措施,组织、指导有关单位对传染病疫情的处理。

第四十一条　对已经发生甲类传染病病例的场所或者该场所内的特定区域的人员,所在地的县级以上地方人民政府可以实施隔离措施,并同时向上一级人民政府报告;接到报告的上级人民政府应当即时做出是否批准的决定。上级人民政府做出不予批准决定的,实施隔离措施的人民政府应当立即解除隔离措施。在隔离期间,实施隔离措施的人民政府应当对被隔离人员提供生活保障;被隔离人员有工作单位的,所在单位不得停止支付其隔离期间的工作报酬。隔离措施的解除,由原决定机关决定并宣布。

第四十六条　患甲类传染病、炭疽死亡的,应当将尸体立即进行卫生处理,就近火化。患其他传染病死亡的,必要时,应当将尸体进行卫生处理后火化或者按照规定深埋。

为了查找传染病病因,医疗机构在必要时可以按照国务院卫生行政部门的规定,对传染病病人尸体或者疑似传染病病人尸体进行解剖查验,并应当告知死者家属。

第四十七条　疫区中被传染病病原体污染或者可能被传染病病原体污染的物品,经消毒可以使用的,应当在当地疾病预防控制机构的指导下,进行消毒处理后,方可使用、出售和运输。

第四十八条　发生传染病疫情时,疾病预防控制机构和省级以上人民政府卫生行政部门指派的其他与传染病有关的专业技术机构,可以进入传染病疫点、疫区进行调查、采集样本、技术分析和检验。

第四十九条　传染病暴发、流行时,药品和医疗器械生产、供应单位应当及时生产、供应防治传染病的药品和医疗器械。铁路、交通、民用航空经营单位必须优先运送处理传染病疫情的人员以及防治传染病的药品和医疗器械。县级以上人民政府有关部门应当做好组织协调工作。

第五十一条　医疗机构的基本标准、建筑设计和服务流程,应当符合预防传染病医院感染的要求。

医疗机构应当按照规定对使用的医疗器械进行消毒;对按照规定一次使用的医疗器具,应当在使用后予以销毁。

医疗机构应当按照国务院卫生行政部门规定的传染病诊断标准和治疗要求,采取相应措施,提高传染病医疗救治能力。

第五十二条　医疗机构应当对传染病病人或者疑似传染病病人提供医疗救护、现场救援和接诊治疗，书写病历记录以及其他有关资料，并妥善保管。

医疗机构应当实行传染病预检、分诊制度；对传染病病人、疑似传染病病人，应当引导至相对隔离的分诊点进行初诊。医疗机构不具备相应救治能力的，应当将患者及其病历记录复印件一并转至具备相应救治能力的医疗机构。具体办法由国务院卫生行政部门规定。

第三节　监督检查内容与方法

根据监督对象不同分为医疗机构、疾病预防控制机构的监督检查内容与方法。

一、医疗机构的监督

医疗机构传染病疫情控制的卫生监督内容包括：一是建立传染病预检、分诊制度及落实情况；二是感染性疾病科或分诊点的设置和运行情况；三是发现传染病疫情时，按照规定对传染病患者、疑似传染病患者提供诊疗的情况；四是消毒隔离措施落实情况；五是对传染病病原体污染的污水、污物、场所和物品的消毒处理情况。

（一）建立传染病预检、分诊制度及落实情况，医疗卫生人员、就诊患者防护措施的落实情况

1. 检查内容

（1）制度建立：建立健全传染病预检、分诊各项规章制度和工作流程以及传染病防治应急预案等。二级以上综合医院要根据《二级以上综合医院感染性疾病科工作制度和工作人员职责》制定有关制度。包括预检、分诊、消毒、隔离、转诊管理、医疗废物管理等制度。

（2）制度落实情况：医疗机构应实行预检、分诊制度，根据传染病的流行季节、周期和流行趋势做好特定的预检、分诊工作，同时对接诊处采取必要的消毒措施。未成立感染性疾病科的，要将患者转至相对隔离的分诊点。

（3）个人防护措施：感染性疾病科和传染病分诊点应采取标准防护措施，配备防护服、防护口罩、防护眼镜或面罩、手套、鞋套等，防护用品必须能够满足诊疗的需求。同时，应为就诊的呼吸道发热患者提供口罩。

2. 检查方法

（1）查阅传染病预检、分诊制度和应急处理预案等管理文件。

（2）现场检查预检分诊开展情况；查阅预检分诊登记资料；检查感染性患者就诊流程；检查采取必要的消毒措施的情况。

（3）现场检查医疗卫生人员、就诊病人个人防护措施落实情况，是否配备有防护服、防护口罩、防护眼镜或面罩、手套、鞋套等；是否为就诊的呼吸道发热病人提供口罩。

（二）感染性疾病科或分诊点的设置和运行情况

1. 检查内容

（1）感染性疾病科：二级以上综合医院应当设立感染性疾病科。感染性疾病科是临床业务科室，由发热门诊、肠道门诊、呼吸道门诊和传染病科统一整合设立，负责本医疗机构传染病的分诊工作和感染性疾病治疗；设计和建设要符合有关法律、法规和技术规范要求；相对独立，通风良好；内部结构布局合理、流程合理，分区清楚，具有消毒隔离条件，配备必要的医疗、防护设备和设施，符合医院感染预防与控制要求。二级综合医院感染性疾病科门诊应设置独立的挂号收费室、呼吸道（发热）和肠道疾病患者的各自候诊区和诊室、治疗室、隔离观察室、检验室、放射检查室、药房（或药柜）、专用卫生间；三级综合医院感染性疾病科门诊还应设置处置室和抢救室等。没有设立感染性疾病科的医疗机构应当设立传染病分诊点。指派专（兼）职医、护、检人员开展诊疗活动。

（2）传染病分诊点：传染病分诊点应标识明确，相对独立，通风良好，流程合理，具有消毒隔离条件和必要的防护用品。

（3）发热门诊：发热门诊应常年开诊，设在医疗机构内独立区域，与普通门诊相隔离，通风良好，有明显标识；分设候诊区、诊室、治疗室、检验室、放射检查室等，放射检查室可配备移动式X线机，有独立卫生间；室内配备必要的手消毒设备和设施。

（4）肠道门诊：设置相对独立，有明显标识；分设诊疗室、观察室、药房以及专用厕所，配备专用医疗设备、抢救药品、消毒药械以及采集粪便标本的棉签和放置标本的碱性蛋白胨增菌液；室内配备必要的手消毒设备和设施；对就诊腹泻患者专册登记，做到"逢泻必登，逢疑必检"。农村基层医疗单位确因人员与房屋条件不能单独设立时，也应在门诊指定专人负责或专桌诊治。

（5）感染性疾病病区：应分区明确、标识清楚；设在医院相对独立的区域，远离儿科病房、重症监护病房和生活区；设单独入、出口和入、出院处理室。不同种类的感染性疾病患者应分室安置；应配备适量的非手触式开关的流动水洗手设施。

2. 检查方法

（1）现场检查感染性疾病科或分诊点、发热门诊、肠道门诊等专用门诊有无明显标识、设置的位置是否规范、是否配备必要的消毒隔离实施设备、工作流程是否合理。

（2）现场查看是否指派专（兼）职医、护、检人员开展诊疗活动。

（3）现场查阅门诊登记、传染病登记记录资料。

（三）发现传染病疫情时，按照规定对传染病患者、疑似传染病患者提供诊疗的情况

1. 检查内容　医疗机构应对传染病患者或者疑似传染病患者提供医疗救护、现场救援和接诊治疗；书写病历记录以及其他有关资料，并妥善保管；不具备相应救治能力的应将患者及其病历记录复印件一并转至具备相应救治能力的医疗机构；不得泄露传染病患者或疑似传染病患者个人隐私有关信息资料。

2. 检查方法　检查对传染病患者、疑似传染病患者提供诊疗服务情况；查阅病历记录和转诊记录。

（四）消毒隔离措施落实情况；对传染病病原体污染的污水、污物、场所和物品的消毒处理情况

1. 检查内容

（1）发现法定传染病患者或者疑似传染病患者应采取相应的隔离控制措施：在标准预防的基础上，医院应根据疾病的传播途径（如接触传播、飞沫传播、空气传播和其他途径的传播），结合实际情况，制定相应的隔离与预防措施；隔离病室应有隔离标志，并限制人员的出入，黄色为空气传播的隔离，粉色为飞沫传播的隔离，蓝色为接触传播的隔离。传染病患者或可疑传染病患者应安置在单人隔离房间，受条件限制的医院，同种病原体感染的患者可安置于一室。普通病区在病区的末端应设置一间或多间隔离病室收治普通疾病入院合并传染病的患者。

（2）对传染病病原体污染的污水、污物、场所和物品的消毒处理情况：对被传染病病原体污染的污水、污物、场所和物品，应按照《疫源地消毒总则》和《医院消毒技术规范》的有关规定，依据甲类传染病患者隔离消毒要求和乙、丙类传染病疫源地消毒处理原则分类实施消毒和无害化处置。

传染病患者或者疑似患者的排泄物、分泌物应按照规定严格消毒，达到规定的排放标准后方可排入污水处理系统；传染病患者或疑似传染病患者产生的医疗废物应使用双层包装物并及时密封，产生的生活垃圾按照感染性废物进行分类处理；传染病患者或疑似传染病患者尸体应消毒后火化或深埋。患者出院、转院或死亡进行终末消毒。

2. 检查方法

（1）现场抽查传染病患者的隔离情况，是否根据传染病分类或相关规定，采取不同的隔离措施；是否根据传染病的传播途径不同，对医务人员、患者采取不同的防护措施。

（2）现场查阅被传染病病原体污染的污水、污物、场所和物品消毒记录；核查是否依据甲类传染病患者隔离消毒要求，乙、丙类传染病疫源地消毒处理原则，分类实施消毒和无害化处置；核对消毒剂的使用说明，查看消毒剂的使用量是否达到消毒、灭菌效果；可使用试纸抽查测试使用中消毒剂浓度是否在有效范围。

二、疾病预防控制机构的监督

疾病预防控制机构传染病预防控制的监督检查内容：一是依法履行传染病监测职责的情况；二是发现传染病疫情时，依据属地管理原则及时采取传染病控制措施的情况。

（一）依法履行传染病监测职责的情况

1. 检查内容 疾病预防控制机构应当建立传染病监测工作制度；制定传染病监测工作计划和方案；组织实施规划、计划和方案；及时对传染病监测信息进行分析处理。

2. 检查方法 现场查阅传染病监测工作制度、传染病监测计划和工作方案。查阅本辖区内的传染病监测计划和工作方案，组织实施的工作记录以及传染病监测信息收集、分析和报告等文字资料。

（二）发现传染病疫情时，依据属地管理原则及时采取传染病控制措施的情况

1. 检查内容

（1）疾病预防控制机构应当制定传染病疫情调查处置技术方案或预案。

（2）接到疫情后，经过调查核实、分析，按照传染病疫情调查处置技术方案或预案开展疫情控制工作包括：开展流行病学调查，根据流行病学调查情况提出疫点、疫区划定建议；对疫情控制提出相应的流行病学措施。

2. 检查方法

（1）查阅传染病疫情调查处置技术方案或预案；查阅疫情信息登记记录，疫情调查处理工作记录、流行病学调查报告等相关资料；检查疫情控制措施是否符合传染病处理的要求；抽查疫情控制时开展消毒杀虫措施的药械配备情况，药械及个人防护用品是否满足疫情控制的需要。

（2）查阅消毒措施和消毒效果监测的工作记录，了解到达现场是否及时对被污染的场所进行卫生处理，消毒方法是否符合规范，个人防护是否符合传染病防护要求。查阅密切接触者采取预防控制措施的记录。抽查传染病疫情处理的工作总结，是否对传染病疫情的发生、发展以及处理措施等进行分析总结。

第四节　违法行为处理

一、违法行为处理

具体见表4-1。

表 4-1　传染病预防控制措施违法行为处理参考表

序号	违法行为	违法条款	处理依据
1	医疗机构发现传染病疫情时,未按照规定对传染病患者、疑似传染病患者提供医疗救护、现场救援、接诊、转诊、拒绝接受转诊	《传染病防治法》第五十二条第一款	《传染病防治法》第六十九条第(三)项
2	医疗机构在医疗救治过程中未按照规定保管医学记录资料	《传染病防治法》第五十二条第一款	《传染病防治法》第六十九条第(六)项
3	医疗机构故意泄露传染病患者、病原携带者、疑似传染病患者、密切接触者涉及个人隐私的有关信息、资料	《传染病防治法》第十二条第一款	《传染病防治法》第六十九条第(七)项
4	医疗机构对本单位内被传染病病原体污染的场所、物品、医疗废物等,未按照法律、法规的规定实施消毒和无害化处置	《传染病防治法》第三十九条第四款	《传染病防治法》第六十九条第(四)项
5	疾病预防控制机构无传染病监测制度、本辖区内的传染病监测计划、工作方案	《传染病防治法》第七条第一款	《传染病防治法》第六十八条第(一)项
6	疾病预防控制机构无对传染病的发生、流行以及影响其发生、流行的因素进行监测的资料	《传染病防治法》第十七条第三款	《传染病防治法》第六十八条第(一)项
7	无预测传染病的发生、流行趋势的资料	《传染病防治法》第十八条第一款第(二)项	《传染病防治法》第六十八条第(一)项
8	疾病预防控制机构无传染病疫情调查处置技术方案或预案、传染病疫情调查处理记录及报告	《传染病防治法》第十八条第一款第(三)项;《突发公共卫生事件应急条例》第三十九条第四款;《突发公共卫生事件与传染病疫情监测信息报告管理办法》第二十三条	《传染病防治法》第六十八条第(四)项;《突发公共卫生事件应急条例》第五十条第(二)项;《突发公共卫生事件与传染病疫情监测信息报告管理办法》第三十九条第(三)项

序号	违法行为	违法条款	处理依据
9	疾病预防控制机构未建立流行病学调查队伍，负责突发公共卫生事件、传染病疫情的流行病学调查工作	《突发公共卫生事件与传染病疫情监测信息报告管理办法》第八条第一款第（二）项	《突发公共卫生事件与传染病疫情监测信息报告管理办法》第三十九条第（二）项
10	疾病预防控制机构发现传染病疫情、接到传染病疫情报告时，未依据职责及时采取对传染病疫情进行流行病学调查，根据调查情况提出划定疫点、疫区的建议，对被污染的场所进行卫生处理，对密切接触者，在指定场所进行医学观察和采取其他必要的预防措施，并向卫生计生行政部门提出疫情控制方案	《传染病防治法》第四十条；《突发公共卫生事件应急条例》第三十九条第四款；《突发公共卫生事件与传染病疫情监测信息报告管理办法》第二十四条	《传染病防治法》第六十八条第（四）项；《突发公共卫生事件应急条例》第五十条第（二）项；《突发公共卫生事件与传染病疫情监测信息报告管理办法》第三十九条第（三）项
11	传染病暴发、流行时，疾病预防控制机构未对疫点、疫区进行卫生处理，向卫生计生行政部门提出疫情控制方案，并按照卫生计生行政部门的要求采取措施		
12	医疗机构未落实传染病患者、疑似传染病患者的消毒隔离措施	《消毒管理办法》第八条	《消毒管理办法》第四十二条
13	医疗卫生机构的环境、物品不符合国家有关规范、标准和规定		

二、案例介绍

1. 案由　某医疗机构未落实传染病预防控制措施导致传染病疫情暴发案。

2. 案情简介　2009 年 12 月某日，国内众多媒体对某县刘某某等 8 位肾病患者因慢性肾病在县人民医院做血液透析期间被感染丙肝病毒情况予以报告。即日，该省卫生厅接到报告后，下发了调查处理人民医院经血透感染丙肝事件的督办函，成立执法调查组赶赴现场，对县人民医院血液透析感染事件的发生原因及存在违反卫生法律法规行为进行卫生执法调查和处理。

经过调查，该县人民医院于 2003 年 7 月成立血透室，当时仅有血透机 2 台，医师 1 名、护士 3 名，2007 年底该院血透机增至 8 台，医师增至 3 名、护士增至 7 名。经对患者血标本的丙肝抗体检测并依据原卫生部丙型肝炎诊断标准,确定 28 例病例为丙肝现症感染者,19 例疑在医院治疗期间感染,初步诊断为经医院感染。

3．违法事实

（1）该医院血透室仅进行反渗水细菌总数检测,未进行内毒素和化学污染物检测,以现场检查笔录和化验工作记录为证。

（2）该医院使用的消毒剂次氯酸钠,未取得省级、原卫生部相关批准文件。以现场检查笔录、消毒剂实物、产品标签说明书为证。

（3）该医院血透室布局不合理,没有患者、医务人员双向通道;没有专用治疗室;没有医务人员更衣室、没有医务人员流动水洗手设施。以现场检查笔录、现场照片为证。

（4）该医院有医院感染管理组织,制定了管理制度,但未按照现行法律、法规、规章的要求对制度内容进行及时更新,以该医院制定的相关制度和工作记录、相关人员询问笔录和现场检查笔录为证。

（5）该医院制度执行不落实。如血透室在院感管理控制工作中未按照《血透室医院感染控制制度》执行,以该医院制定的相关制度和工作记录、相关人员询问笔录和现场检查笔录为证。

上述违法事实还有原卫生部专家组调查报告、省执法监督调查报告以及县疾病预防控制中心出具的一份县近 5 年来丙肝发病数及发病率的证明为证据。

4．违法行为处理

（1）卫生行政处罚:基于以上违法事实,该医院违反了《传染病防治法》第二十一条和《消毒管理办法》第五条、第六条、第九条之规定,县卫生局依据《消毒管理办法》第四十五条规定,依法作出罚款人民币 2 万元的处罚,同时责令立即改正违法行为。县人民医院在此案件中主动放弃了听证及陈述与申辩的权利,并依法自觉完全履行行政处罚决定。

（2）行政处分:该事件发生后,县委、县政府依据《传染病防治法》给予院长、分管副院长、血透室、质管科、院感科、医务科、护理部相关负责人免职、行政记过、党内警告、留党察看等处理。

第五章

消毒隔离卫生监督

第一节 概 述

医疗机构消毒隔离工作是预防和控制医院感染的一个重要环节,消毒隔离卫生监督充分体现了传染病防治卫生监督专业性的特点。近年来,新生儿病房、重症监护病房、血液净化中心等重点科室的院内感染事件时有发生,严重影响了医疗安全质量。同时,随着医药卫生体制改革的深化,医疗新兴业态和技术不断出现。因此,加强医疗机构消毒隔离工作刻不容缓。

医疗机构消毒隔离法律法规依据主要是《传染病防治法》《消毒管理办法》和《医院感染管理办法》。其中《消毒管理办法》是监督执法机构对医疗卫生机构进行消毒隔离监督执法的重要依据。为了保障人民身体健康,原卫生部依据《传染病防治法》有关要求,先后于1992年、2002年、2016年及2018年分别制定、修订了《消毒管理办法》,逐步完善了对有关单位执行消毒隔离制度的工作要求。

为加强医院感染管理,有效预防和控制医院感染,根据《传染病防治法》《医疗机构管理条例》等,原卫生部颁布了《医院感染管理办法》,并于2006年9月1日起正式实施。《医院感染管理办法》除了涉及医院感染内容外,对医疗机构执行医疗器械、器具的消毒工作技术规范也提出了相应的工作要求。

一、灭菌的概念

是指杀灭或清除传播媒介上一切微生物的处理。

二、消毒的概念

是指杀灭或清除传播媒介上病原微生物,使其达到无害化的处理。一般分为高水平消毒、中水平消毒、低水平消毒。

1. 高水平消毒 要求杀灭一切细菌繁殖体、分枝杆菌、病毒、真菌和致病性细菌芽胞的消毒处理。

2. 中水平消毒 要求杀灭细菌繁殖体、分枝杆菌、真菌和病毒的消毒处理。

3. 低水平消毒 仅要求杀灭一般细菌繁殖体和亲脂病毒的消毒处理。

三、医用物品对人体的危险性分类

医用物品对人体的危险性是指物品污染后造成危害的程度。根据其危害程度将其分为3类：

1. 高度危险性物品 穿过皮肤或黏膜而进入无菌的组织或器官内部的器材，或与破损的组织、皮肤、黏膜密切接触的器材和用品。例如，手术器械和用品、穿刺针、输血器材、输液器材、注射的药物和液体、透析器、血液和血液制品、导尿管、膀胱镜、腹腔镜、脏器移植物和活体组织检查钳等。

2. 中度危险性物品 仅和破损皮肤、黏膜相接触，而不进入无菌组织内的物品。例如，呼吸机管道、胃肠道内镜、气管镜、麻醉机管道、子宫帽、避孕环、压舌板、喉镜、体温表等。

3. 低度危险性物品 虽有微生物污染，但在一般情况下无害，只有当受到一定量的病原微生物污染时才造成危害的物品。这类物品和器材仅直接或间接地和健康无损的皮肤相接触，包括生活卫生用品和患者、医护人员生活和工作环境中的物品。例如，毛巾、面盆、痰盂（杯）、地面、便器、餐具、茶具、墙面、桌面、床面、被褥、一般诊断用品（听诊器、听筒、血压计袖带等）等。

四、标准预防

标准预防是基于患者的血液、体液、分泌物（不包括汗液）、非完整皮肤和黏膜均可能含有感染性因子的原则，针对医院所有患者和医务人员采取的一组预防感染措施。包括手卫生，根据预期可能的暴露选用的手套、隔离衣、口罩、护目镜或防护面罩，以及安全注射。也包括穿戴合适的防护用品处理患者环境中污染的物品与医疗器械。

第二节 执法依据

一、法律法规

1.《传染病防治法》

2.《消毒管理办法》

3.《医院感染管理办法》

二、规范性文件

1. 卫生部关于二级以上综合医院感染性疾病科建设的通知（卫医发〔2004〕292 号）

2. 卫生部办公厅关于印发《二级以上综合医院感染性疾病科工作制度和工作人员职责》和《感染性疾病病人就诊流程》的通知（卫办医发〔2004〕166 号）

3. 卫生部关于印发《内镜清洗消毒技术操作规范（2004 年版）》的通知（卫医发〔2004〕100 号）

4. 卫生部关于印发《医疗机构口腔诊疗器械消毒技术操作规范》的通知（卫医发〔2005〕73 号）

5. 卫生部关于印发《血液透析器复用操作规范》的通知（卫医发〔2005〕330 号）

6. 卫生部关于印发《医疗机构血液透析室管理规范》的通知（卫医政发〔2010〕35 号）

7. 卫生部关于印发《血液净化标准操作规程（2010 版）》的通知（卫医管发〔2010〕15 号）

8. 国家卫生计生委关于印发血液透析中心基本标准和管理规范（试行）的通知（国卫医发〔2016〕67 号）

9. 关于印发《医院感染暴发报告及处置管理规范》的通知（卫医政发〔2009〕73 号）

10. 卫生部关于印发《医院手术部（室）管理规范（试行）》的通知（卫医政发〔2009〕90 号）

11. 卫生部办公厅关于印发《妇科内镜诊疗技术管理规范》的通知（卫办医政发〔2009〕183 号）

12. 卫生部关于印发《新生儿病室建设与管理指南（试行）》的通知（卫医政发〔2009〕123 号）

13. 卫生部办公厅关于印发呼吸内镜诊疗技术管理规范（2012 年版）的通知（卫办医政发〔2012〕100 号）

14. 国家卫生计生委办公厅关于印发基层医疗机构医院感染管理基本要求的通知（国卫办医发〔2013〕40 号）

15. 国家卫生计生委办公厅关于加强医疗机构医用织物洗涤消毒管理工作的通知（国卫办医函〔2015〕708 号）

16. 国家卫生计生委办公厅关于印发《医疗机构新生儿安全管理制度》（试行）的通知（国卫办医发〔2014〕21 号）

17.《消毒技术规范》第三部分（2002 年版）

三、标准、技术规范

现行消毒隔离相关卫生标准分为推荐性和强制性。强制性标准在标准适用范围内必须强制执行。推荐性标准在执法监督中应用要注意有以下几种适用情形：一是若单独引用推荐性标准，那么该推荐性标准不能作为处理依据，不能强制执行；二是若强制性标准引用了该推荐性标准，并作为强制执行要求，那么在该强制性标准适用范围内必须执行；三是若法律法规引用了该推荐性标准，并作为强制执行要求，那么在该法律法规适用范围内必须执行。

（一）强制性卫生标准

1. GB 18466—2005《医疗机构水污染物排放标准》

2. GB 15982—2012《医院消毒卫生标准》

3. GB 50333—2013《洁净手术部建筑技术规范》

4. WS 310.1—2016《医院消毒供应中心 第 1 部分 管理规范》

5. WS 310.2—2016《医院消毒供应中心 第 2 部分 清洗消毒及灭菌技术操作规范》

6. WS 310.3—2016《医院消毒供应中心 第 3 部分 清洗消毒及灭菌效果监测标准》

7. WS 506—2016《口腔器械消毒灭菌技术操作规范》

8. WS 507—2016《软式内镜清洗消毒技术规范》

（二）推荐性卫生标准

1. GB/T 19633—2005《最终灭菌医疗器械的包装》

2. GB/T 30690—2014《小型压力蒸汽灭菌器灭菌效果监测方法和评价要求》

3. WS/T 311—2009《医院隔离技术规范》

4. WS/T 312—2009《医院感染监测规范》

5. WS/T 313—2009《医务人员手卫生规范》

6. WS/T 368—2012《医院空气净化管理规范》

7. WS/T 367—2012《医疗机构消毒技术规范》

8. YY 0572—2015《血液透析和相关治疗用水》

9. WS/T 508—2016《医院医用织物洗涤消毒技术规范》

10. WS/T 509—2016《重症监护病房医院感染预防与控制规范》

11. WS/T 510—2016《病区医院感染管理规范》

12. WS/T 511—2016《经空气传播疾病医院感染预防与控制规范》

13. WS/T 512—2016《医疗机构环境表面清洁与消毒管理规范》

14. WS/T 524—2016《医院感染暴发控制指南》

15. WS/T 525—2016《医院感染管理专业人员培训指南》

四、法律法规具体规定

（一）《传染病防治法》

《传染病防治法》主要涉及第二十一条、第二十九条、第五十一条、第六十九条、第七十三条。

第二十一条主要规定了医疗机构必须严格执行国务院卫生行政部门规定的管理制度、操作规范，防止传染病的医源性感染和医院感染。医疗机构应当确定专门的部门或者人员，承担传染病疫情报告、本单位的传染病预防、控制以及责任区域内的传染病预防工作；承担医疗活动中与医院感染有关的危险因素监测、安全防护、消毒、隔离和医疗废物处置工作。

第二十九条主要规定了用于传染病防治的消毒产品应当符合国家卫生标准和卫生规范。

第五十一条主要规定了医疗机构的基本标准、建筑设计和服务流程，应当符合预防传染病医院感染的要求。医疗机构应当按照规定对使用的医疗器械进行消毒；对按照规定一次使用的医疗器具，应当在使用后予以销毁。

第六十九条主要规定了对医疗机构违法行为处理的要求，如：应当由县级以上人民政府卫生行政部门责令改正，通报批评，给予警告；造成传染病传播、流行或者其他严重后果的，对负有责任的主管人员和其他直接责任人员，依法给予降级、撤职、开除的处分，并可以依法吊销有关责任人员的执业证书。

（二）《消毒管理办法》

《消毒管理办法》对医疗卫生机构消毒隔离有关规定主要涉及第四条、第五条、第六条、第七条、第八条、第九条规定。

《消毒管理办法》主要规定以下内容：建立消毒管理组织、制度及执行国家标准规范；医疗卫生人员接受消毒技术培训、掌握消毒知识、执行消毒隔离制度的情况；医疗用品、器械的消毒、灭菌情况；消毒产品进货检查验收、使用和管理情况；开展消毒与灭菌效果检测的情况；对传染病患者、疑似传染病患者的消毒隔离措施落实情况。

（三）《医院感染管理办法》

《医院感染管理办法》涉及消毒隔离内容主要有第十一条、第十二条、第十三条、第十四条、第十五条内容，其中第十二条规定与《消毒管理办法》基本一致，第十三条和第十四条对消毒隔离措施提出了要求，第十五条对医务人员职业卫生防护工作提出了要求。

第三节　监督内容与方法

依据《传染病防治卫生监督工作规范》，监督机构对医疗卫生机构消毒隔离监督检查主要包含以下6个方面内容：

一、消毒管理组织、制度及落实情况的监督

（一）检查内容

检查医疗卫生机构是否建立消毒管理组织，制定相关制度，按规定履行管理职责。

（二）检查方法

检查医疗卫生机构负责消毒隔离的管理部门及相关科室，其中二级以上医疗机构在医院感染管理部门检查，一级及以下医疗机构可在医院感染管理专（兼）职人员所在的科室进行检查。

检查医疗卫生机构设置消毒管理组织的文件，核实医疗卫生机构是否按规定建立消毒管理组织。

检查医疗卫生机构是否按规定制定消毒管理制度。消毒管理制度是否包括消毒管理岗位职责、消毒隔离制度、消毒灭菌程序、消毒灭菌效果监测制度、消毒产品进货检查验收制度等。消毒隔离制度是否细化到相关部门或科室（各个科室要有符合自己实际情况的制度），消毒灭菌程序是否符合国家有关消毒技术规范、标准和规定。

二、医疗卫生人员接受消毒技术培训、掌握消毒知识、执行消毒隔离制度情况的监督

（一）检查内容

医疗卫生人员是否接受消毒、隔离技术培训，掌握消毒隔离知识、严格执行消毒隔离制度。

（二）检查方法

可在医疗卫生机构负责消毒隔离的管理部门或继续医学教育部门查阅医疗卫生人员接受消毒、隔离技术培训的资料。现场询问相关工作人员对消毒

隔离知识掌握程度。抽查相关工作人员执行消毒隔离制度情况，是否严格执行消毒隔离制度。

三、医疗用品、器械的消毒、灭菌情况的监督

（一）检查内容

检查所用的医疗用品、器械是否严格执行相关消毒工作技术规范，并符合以下要求：

1. 接触皮肤、黏膜的医疗器械、器具和物品必须达到消毒水平，比如体温计、血压计等。

2. 进入人体组织、无菌器官的医疗器械、器具和物品必须达到灭菌水平，比如手术包。

3. 各种用于注射、穿刺、采血等有创操作的医疗器具必须一用一灭菌。

4. 灭菌物品应标注灭菌批次、灭菌日期和失效日期，备用的灭菌物品不应超过失效日期。

5. 检查各种医疗用品、器械是否按照使用情况选择相符合的消毒灭菌方法。

6. 不得重复使用一次性使用医疗器。

（二）检查方法

现场检查消毒供应中心（室）、口腔科、内镜室、手术室、新生儿室、血透室、介入治疗室等科室医疗用品、器械的消毒、灭菌情况。

1. 在临床科室可现场抽查可重复使用医疗用品器械灭菌包，存放场所是否清洁卫生无污染、灭菌包外是否有灭菌标识、包装是否规范、包内指示卡是否达到灭菌合格、包内器械放置是否规范等。

2. 查看消毒灭菌方法是否符合相关消毒技术规范要求。

3. 灭菌设备、液体消毒剂的使用是否符合规范要求。可查阅消毒灭菌登记情况，检查消毒灭菌方法现场操作情况。

4. 现场查阅可重复使用医疗用品器械消毒效果监测记录与报告。

5. 核实所用医疗用品、器械数量以及消毒灭菌程序规定的时间情况。

6. 必要时对已消毒灭菌器械进行监督抽检，检验其是否达到消毒或灭菌要求。

7. 检查灭菌物品、可重复使用的灭菌物品是否按规定标注灭菌批次、灭菌日期和失效日期；备用的可重复使用的及一次性的灭菌物品是否超过失效日期。可以在消毒供应中心（室），也可以在相关诊疗科室内的灭菌物品暂存处进行检查。

8. 现场检查一次性医疗器具使用后的处理方法，一次性医疗器具在使

用后是否存在重复使用现象；一次性医疗器具是否按照医疗废物的要求进行处理。

四、开展消毒与灭菌效果检测情况的监督

（一）检查内容

1. 医疗机构应当定期开展消毒与灭菌效果检测，并有检测报告。

2. 检测项目应当包括环境空气、物体表面、医务人员手、所使用的消毒剂和灭菌剂的有效成分含量、消毒灭菌器械的主要杀菌因子强度量以及医疗用品、器械的消毒灭菌效果等。没有自检条件的医疗机构可委托检验，并有相关有效的检测报告。

3. 检测频次、检测方法应当符合《消毒技术规范》《软式内镜清洗消毒技术规范》《医院消毒供应中心清洗消毒及灭菌效果监测标准》等国家标准和规范的规定。

4. 检测结果应当符合国家标准和规范的规定，检测结果不合格的应当有落实整改的措施。

（二）检查方法

1. 现场检查医疗卫生机构负责消毒隔离的管理部门、消毒供应中心（室）以及临床相关科室的消毒灭菌效果检测制度。

2. 是否开展消毒灭菌效果自检，检测项目、频次、方法是否符合《消毒技术规范》等国家标准和规范的要求，结果是否符合 GB 15982 的要求，对存在问题是否及时进行整改。特别要注意对检测频次的检查，例如：内镜消毒的消毒剂浓度是否每日定时检测，灭菌内镜是否每月进行生物学检测，口腔科使用中的灭菌剂是否每月监测微生物污染。

3. 查阅消毒与灭菌效果定期检测记录以及不合格的处理记录。

4. 使用现场快速检测仪器对灭菌效果进行检测：

（1）使用紫外线辐照仪检测紫外线灯辐照强度

检测方法：将探头放于被测紫外线灯管 1/2 点下垂直距离 1m 处；打开探头盖，判读显示屏数值并记录；

结果判定：使用中的紫外线灯辐照强度 $\geq 70\mu W/cm^2$ 为合格，30W 高强度紫外线灯的辐照强度 $\geq 180\mu W/cm^2$ 为合格。

注意事项：使用的紫外线辐照仪必须经过计量部门的检定，且在有效期内；测试时室内的适宜温度范围是 20~25℃，测试空间相对湿度：< 60%。

（2）使用紫外线强度照射指示卡检测紫外线灯辐照强度

检测方法与判定：测定时，打开紫外线灯 5 分钟待其稳定后，将指示卡置于距紫外线灯管 1/2 点下方 1m（中央）处，将有图案一面朝向灯管，照射 1 分

钟,图案中的紫外线光敏纸色块由乳白色变成不同程度的淡紫色,与标准色块对比,即可知紫外线灯辐照强度是否达到要求。

注意事项:紫外线化学指示卡只能在监测当时观察,随后光敏纸色块会褪色,褪色后的指示卡不得重复使用。

紫外线照射时应严格控制时间,否则测定结果不准确。

(3)使用戊二醛消毒液浓度指示卡检测

检测方法:将指示卡色块完全浸入戊二醛消毒溶液中,停留约2秒,使指示色块完全浸入,取出水平放置3~5分钟,观察指示卡色块变色情况,完全变为标准黄色,表示戊二醛消毒液达到有效浓度范围。

结果判定:当戊二醛消毒液浓度在1.8%~2.2%时,指示卡完全变为标准黄色,如果低于有效浓度,指示卡变色不完全或不标准变色。

(4)检测酸性氧化电位水

检测方法:检测时应在使用的现场酸性氧化电位水出水口处,检测pH和有效氯浓度。可以用相应的检测试纸和检测仪器进行快速检测。

结果判定:氧化电位在1100mV以上,pH为2.0~3.0,有效氯含量一般为50~70mg/L。

五、消毒产品进货检查验收、使用和管理情况的监督

(一)检查内容

1. 建立消毒产品进货检查验收制度情况。

2. 索取国产消毒产品生产企业卫生许可证、消毒产品卫生许可批件或卫生安全评价报告和备案情况;核对消毒产品名称、生产企业或在华责任单位名称以及消毒产品标签(铭牌)、说明书。

3. 检查消毒产品使用情况。

(二)检查方法

1. 核查使用的消毒产品生产企业卫生许可证持证情况、卫生安全评价报告和卫生许可批件情况。医疗机构是否索取产品生产企业许可证复印件。查看出示的消毒产品生产企业有效期,查见的消毒产品与消毒产品许可证上的生产方式、生产项目、生产类别、有效期核对,检查是否在许可范围内。对需要取得产品卫生安全评价报告的第一类、第二类消毒产品是否具有卫生安全评价报告;评价报告是否符合《消毒产品卫生安全评价规定》的要求。对需要取得产品卫生许可批件的"三新"消毒剂、消毒器械,检查产品是否取得国家颁发的卫生许可批件并在有效期内生产。

2. 检查消毒产品进货记录和有效期,对使用中的手消毒剂还应检查是否在启封后使用有效期内使用。碘伏、复合碘消毒剂、季铵盐类、氯己定类、碘

酊、醇类皮肤消毒剂应注明开瓶日前或失效日前。开瓶后的有效期应遵循厂家的使用说明,无明确规定使用期限的应根据使用频次、环境温湿度等因素确定使用期限,确保用于完整皮肤消毒的菌落总数≤50CFU/ml(g)、霉菌和酵母菌≤10CFU/ml(g),连续使用最长不超过7天。含氯制剂配置后使用时间不超过24小时,确保微生物污染指标低于100CFU/ml。

3. 检查使用的消毒产品标签(铭牌)、说明书情况。核查消毒产品标签(铭牌)、说明书标注的内容是否符合《消毒产品标签说明书管理规范》及相关标准、规范的要求,是否存在明示或暗示疾病的治疗效果,减轻或缓解疾病症状等夸大宣传的内容。产品标注的许可证号、企业名称和生产地址等内容是否与许可证上一致。

4. 对消毒产品进行监督抽检

(1)消毒产品样品采集应当具有代表性,在有效期或保质期内,包装完好。同一批次样品数量应当满足卫生质量检验、标签(铭牌)和说明书判定、留样的需要。

(2)样品应当及时送交有资质的检验机构检验,样品按照规定程序交接,样品包装应当保持完好。

(3)抽检的消毒产品样品要进行产品确认、检验结果告知并附检验报告;对抽检结果有异议的样品,按照程序进行复检;县级以上地方卫生计生行政部门负责向社会公布抽检结果。

六、传染病患者、疑似传染病患者的消毒隔离措施落实情况的监督

(一)检查内容

对传染病患者、疑似传染病患者进行隔离的场所、设施和措施应符合《医院隔离技术规范》等要求,对传染病患者、疑似传染病患者消毒设施应符合《消毒技术规范》《疫源地消毒总则》等相关规范、标准的要求,运送传染病病人及其污染物品的车辆、工具随时进行消毒处理。

(二)检查方法

现场检查传染病患者、疑似传染病患者隔离场所、设施、措施,是否符合《医院隔离技术规范》等要求。

1. 检查传染病的门诊隔离场所、设施、措施。是否建立传染病预检、分诊制度,对预检为传染病患者或者疑似传染病患者的,是否分诊至相对隔离的感染性疾病科进行就诊;需要门诊输液的,是否有隔离输液室;需要留院观察的,是否有隔离观察室;对不具备收治条件的,是否按规定转诊。

2. 检查传染病的住院隔离场所、设施、措施。指定的具备传染病救治条件和能力的医疗机构是否对传染病患者、疑似传染病患者进行隔离,隔离病

室是否有隔离标志,并限制人员的出入。传染病患者或可疑传染病患者是否安置在单人隔离房间;受条件限制、将同种病原体感染病人安置于一室的,两病床之间距离是否不少于 1.1m。对于经飞沫传播、空气传播的,是否在呼吸道传染病病区隔离,对于空气传播的,是否在负压病室隔离;对于经接触传播的,是否在感染性疾病病区隔离。医疗机构相关工作人员及传染病患者是否根据防护要求做好个人防护。

3. 现场检查传染病诊疗场所消毒设施与消毒登记,医疗机构是否做好污染物品、场所、排泄物的随时消毒,患者转移后是否按规定做好终末消毒(包括单个患者转移后的床单位消毒)。

4. 现场查阅传染病患者运送记录及车辆消毒记录,是否按规定使用专用车辆,运送传染病患者及其污染物品的车辆、工具是否随时进行消毒处理,消毒方法是否符合要求。

第四节　违法行为处理

一、违法行为处理

具体见表 5-1。

表 5-1　消毒隔离违法行为处理参考表

序号	违法行为	违法条款	处理依据
1	未建立消毒管理组织	《消毒管理办法》第四条	《消毒管理办法》第四十一条
2	未制定消毒管理制度		
3	未执行国家有关规范、标准和规定		
4	未定期开展消毒与灭菌效果检测工作		
5	工作人员未接受消毒技术培训、掌握消毒知识,并按规定严格执行消毒隔离制度	《消毒管理办法》第五条	《消毒管理办法》第四十一条
6	使用的进入人体组织或无菌器官的医疗用品未达到灭菌要求	《消毒管理办法》第六条第一款	《消毒管理办法》第四十一条
7	注射、穿刺、采血器具未一人一用一灭菌		
8	接触皮肤、黏膜的器械和用品未达到消毒要求		
9	一次性使用医疗用品使用后未及时进行无害化处理	《消毒管理办法》第六条第二款	《消毒管理办法》第四十一条

续表

序号	违法行为	违法条款	处理依据
10	购进消毒产品未建立并执行进货检查验收制度	《消毒管理办法》第七条	《消毒管理办法》第四十一条
11	环境、物品不符合国家有关规范、标准和规定（排放废弃的污水、污物未按照国家有关规定进行无害化处理；运送传染病患者及其污染物品的车辆、工具未随时进行消毒处理）	《消毒管理办法》第八条	《消毒管理办法》第四十一条
12	医疗卫生机构发生感染性疾病暴发、流行，未及时报告当地卫生计生行政部门，并采取有效消毒措施	《消毒管理办法》第九条	《消毒管理办法》第四十一条
13	未按照规定对使用的医疗器械进行消毒	《传染病防治法》第五十一条第二款	《传染病防治法》第六十九条第（五）项

二、案例介绍

（一）案例1

1. 案由 某医疗机构未执行国家有关消毒技术规范案。

2. 案情简介 2012 年 × 月 × 日，某市卫生局卫生监督员日常监督中发现，某医疗机构门诊治疗室的抢救车内有 3 个消毒灭菌包已超过有效期 1 周，口腔科医务人员进行口腔诊疗操作时未戴口罩，胃镜室消毒登记簿中登记胃镜用 2% 碱性戊二醛浸泡，时间为 8 分钟。

3. 处理结果 该医疗机构未执行《消毒技术规范（2002 年版）》中 3.4.3.5、《医疗机构口腔诊疗器械消毒技术规范》第八条第一款、《内镜清洗消毒技术操作规范（2004 年版）》第十八条第一项的规定，违反了《消毒管理办法》第四条的规定，依据《消毒管理办法》第四十五条的规定，对该医院予以了罚款 3000 元的行政处罚，并同时责令立即改正违法行为。

（二）案例2

1. 案由 某医疗机构消毒供应室未开展消毒灭菌效果监测案。

2. 案情简介 2011 年 × 月 × 日，某市卫生监督所卫生监督员对某医疗机构的消毒供应室进行监督检查时，在发放室的柜子里查见一经灭菌后的手术室穿刺包外无化学指示物，该医疗机构未能提供 2011 年度消毒供应室的消毒灭菌效果监测资料，不符合 WS 310.2—2009《医疗机构消毒供应中心第 3 部分：清洗消毒及灭菌效果监测标准》4.4.2.2.1、《消毒技术规范（2002版）》第3部分3.1.1.6（2）7）的要求。

3. 处理结果　该医疗机构违反《消毒管理办法》第四条的规定，依据《消毒管理办法》第四十五条的规定（现行第四十一条），对该医院予以了罚款2000元的行政处罚，并同时责令立即改正违法行为。

第六章

医疗废物处置卫生监督

第一节 概　　述

医疗废物处置卫生监督是指县级以上地方卫生计生行政部门及其综合监督执法机构依据医疗废物管理的法律法规,对医疗卫生机构的医疗废物处置进行监督执法的活动。

自 20 世纪 80 年代开始,我国加强对医疗废物的管理。2001 年,中国政府签署《关于持久性有机污染物的斯德哥尔摩公约》。2002 年,国务院召开常务会议专门研究医疗废物管理问题,明确原卫生部与国家环保总局在医疗废物的指导、管理、监督的工作职责。针对医疗废物管理中存在的问题,特别是"非典"防治工作中暴露出的薄弱环节,根据《传染病防治法》和《固体废物污染环境防治法》,国务院于 2003 年 6 月 16 日颁发了《医疗废物管理条例》,强化医疗卫生机构对医疗废物的管理,建立健全医疗废物集中无害化处置制度。2004 年 11 月 11 日,《关于持久性有机污染物的斯德哥尔摩公约》在我国正式生效,推动环境质量整体改善。《医疗废物管理条例》施行以来,我国陆续发布了一系列的法规、标准和规范,规范医疗废物收集、暂时贮存、交接、运送、处置的技术要求和医疗机构污水、污水处理站废气、污泥排放的控制和管理。

近几年来,原国家卫生计生委、环境保护部多次就医疗废物管理工作提出要求,进一步落实医疗卫生机构、医疗废物集中处置单位医疗废物管理的主体责任,规范处置医疗废物。2017 年 9 月 4 日,原国家卫生计生委等 8 个部委(局)办公厅联合印发《关于在医疗机构推进生活垃圾分类管理的通知》(国卫办医发〔2017〕30 号),明确将未经患者血液、体液、排泄物等污染的输液瓶(袋)作为可回收的生活垃圾,并对使用后输液瓶(袋)要求分类管理。

一、有关概念

1. 医疗废物　是指医疗卫生机构在医疗、预防、保健以及其他相关活动中产生的具有直接或者间接感染性、毒性以及其他危害性的废物。在《国家危险废物名录》中，医疗废物为"一号危险废物"。

2. 医疗废物分类　根据原卫生部、国家环保总局制定的《医疗废物分类目录》（卫医发〔2003〕287号），将医疗卫生机构产生的医疗废物分为感染性废物、病理性废物、损伤性废物、药物性废物和化学性废物5类。具体见表6-1。

表6-1　医疗废物分类目录

类别	特征	常见组分或者废物名称
感染性废物	携带病原微生物具有引发感染性疾病传播危险的医疗废物	1. 被患者血液、体液、排泄物污染的物品，包括： ——棉球、棉签、引流棉条、纱布及其他各种敷料； ——一次性使用卫生用品、一次性使用医疗用品及一次性医疗器械； ——废弃的被服； ——其他被患者血液、体液、排泄物污染的物品 2. 医疗机构收治的隔离传染病患者或者疑似传染病患者产生的生活垃圾 3. 病原体的培养基、标本和菌种、毒种保存液 4. 各种废弃的医学标本 5. 废弃的血液、血清 6. 使用后的一次性使用医疗用品及一次性医疗器械视为感染性废物
病理性废物	诊疗过程中产生的人体废弃物和医学实验动物尸体等	1. 手术及其他诊疗过程中产生的废弃的人体组织、器官等 2. 医学实验动物的组织、尸体 3. 病理切片后废弃的人体组织、病理蜡块等
损伤性废物	能够刺伤或者割伤人体的废弃的医用锐器	1. 医用针头、缝合针 2. 各类医用锐器，包括：解剖刀、手术刀、备皮刀、手术锯等 3. 载玻片、玻璃试管、玻璃安瓿等

类别	特征	常见组分或者废物名称
药物性废物	过期、淘汰、变质或者被污染的废弃的药品	1. 废弃的一般性药品,如:抗生素、非处方类药品等 2. 废弃的细胞毒性药物和遗传毒性药物,包括: ——致癌性药物,如硫唑嘌呤、苯丁酸氮芥、萘氮芥、环孢霉素、环磷酰胺、苯丙胺酸氮芥、司莫司汀、三苯氧氨、硫替派等; ——可疑致癌性药物,如:顺铂、丝裂霉素、阿霉素、苯巴比妥等; ——免疫抑制剂 3. 废弃的疫苗、血液制品等
化学性废物	具有毒性、腐蚀性、易燃易爆性的废弃的化学物品	1. 医学影像室、实验室废弃的化学试剂 2. 废弃的过氧乙酸、戊二醛等化学消毒剂 3. 废弃的汞血压计、汞温度计

说明:

一次性使用卫生用品是指使用一次后即丢弃的,与人体直接或者间接接触的,并为达到人体生理卫生或者卫生保健目的而使用的各种日常生活用品。

一次性使用医疗用品是指临床用于病人检查、诊断、治疗、护理的指套、手套、吸痰管、阴道窥镜、肛镜、印模托盘、治疗巾、皮肤清洁巾、擦手巾、压舌板、臀垫等接触完整黏膜、皮肤的各类一次性使用医疗、护理用品。

一次性医疗器械指《医疗器械管理条例》及相关配套文件所规定的用于人体的一次性仪器、设备、器具、材料等物品。

医疗卫生机构废弃的麻醉、精神、放射性、毒性等药品及其相关的废物的管理,依照有关法律、行政法规和国家有关规定、标准执行

对于未被患者血液、体液和排泄物等污染的输液瓶(袋),应当在其与输液管连接处去除输液管后单独集中回收、存放。去除后的输液管、针头等应当严格按照医疗废物处理,严禁混入未被污染的输液瓶(袋)及其他生活垃圾中。残留少量经稀释的普通药液的输液瓶(袋),可以按照未被污染的输液瓶(袋)处理。

被患者血液、体液、排泄物污染的各种玻璃(一次性塑料)输液瓶(袋)、青霉素及头孢类抗生素的废弃瓶、空安瓿(注射药小瓶)等废弃药品包装,属于感染性废物。

产妇分娩后的胎盘如果可能造成传染病传播的,医疗机构应当及时告知产妇,按照《传染病防治法》《医疗废物管理条例》的有关规定进行消毒处理,并按照医疗废物进行处置。任何单位和个人不得买卖胎盘。

3. 暂时贮存　指医疗废物产生单位和处置单位将运达的医疗废物存放于本单位内符合特定要求的专门场所或设施内的过程。

4. 交接　指医疗废物产生单位将暂时贮存的医疗废物移交给废物运送者，并与运送者在《危险废物转移联单》（医疗废物专用）上签字确认的过程。

5. 周转箱（桶）　在医疗废物运送过程中，用于盛装经初级包装的医疗废物的专用硬质容器。

6. 包装袋　用于盛装除损伤性废物之外的医疗废物初级包装，并符合一定防渗和撕裂强度性能要求的软质口袋。

7. 利器盒　用于盛装损伤性医疗废物的一次性专用硬质容器。

8. 医疗机构污水　指医疗机构门诊、病房、手术室、各类检验室、病理解剖室、放射室、洗衣房、太平间等处排出的诊疗、生活及粪便污水。当医疗机构其他污水与上述污水混合排出时一律视为医疗机构污水。

二、卫生监督职责

《医疗废物管理条例》明确卫生计生行政部门及其综合监督执法机构对医疗卫生机构和医疗废物集中处置单位从事医疗废物的收集、运送、贮存、处置中的疾病防治工作，以及工作人员的卫生防护等情况进行监督检查。发现存在隐患时，责令立即消除隐患；违反法规的依法进行查处。

1. 医疗废物管理的规章制度及落实情况。

2. 医疗废物分类收集、运送、暂时贮存及机构内处置的工作状况。

3. 有关医疗废物管理的登记资料和记录。

4. 医疗废物管理工作中，相关人员的安全防护工作。

5. 发生医疗废物流失、泄漏、扩散和意外事故的上报及调查处理情况。

6. 进行现场卫生学监测。

第二节　执法依据

一、法律法规

1.《传染病防治法》

2.《医疗废物管理条例》

3.《医疗卫生机构医疗废物管理办法》

4.《医疗废物管理行政处罚办法》

5.《医院感染管理办法》

二、规范性文件

1．卫生部、国家环保总局关于印发《医疗废物分类目录》的通知（卫医发〔2003〕287号）

2．关于明确医疗废物分类有关问题的通知（卫办医发〔2005〕292号）

3．卫生部办公厅关于加强医疗机构废弃药品包装处置管理工作的通知（卫办医政函〔2012〕681号）

4．国家卫生计生委办公厅、环境保护部办公厅关于进一步加强医疗废物管理工作的通知（国卫办医发〔2013〕45号）

5．关于在医疗机构推进生活垃圾分类管理的通知（国卫办医发〔2017〕30号）

6．关于进一步规范医疗废物管理工作的通知（国卫办医发〔2017〕32号）

三、标准、技术规范

1．关于发布《医疗废物集中处置技术规范》的公告（环发〔2003〕206号）

2．GB 18466—2005《医疗机构水污染物排放标准》

3．HJ 421—2008《医疗废物专用包装袋、容器和警示标志标准》

四、有关批复

1．卫生部办公厅关于对医院输液容器处理问题的复函（卫办医函〔2004〕338号）

2．卫生部关于产妇分娩后胎盘处理问题的批复（卫政法发〔2005〕123号）

第三节　监督内容与方法

一、医疗废物管理体系、规章制度情况的监督

（一）检查内容

检查医疗卫生机构医疗废物管理组织、制度、应急方案的建立和落实情况。

医疗卫生机构必须建立健全管理责任制，法定代表人为第一责任人。应当确立职能部门和专（兼）职人员，督促、落实本单位医疗废物的管理工作，制

定与医疗废物安全处置有关的制度,开展专题培训等。

制度主要有医疗废物分类收集方法和工作要求、内部运送的工作流程和医疗废物交由医疗废物集中处置单位交接、登记的规定;工作人员职业卫生安全防护、培训与健康检查规定;医疗废物流失、泄漏、扩散和意外事故应急处置方案等。

（二）检查方法

1. 查阅设置医疗废物管理监控部门或者专(兼)职人员、岗位职责的文件资料,核查监控部门和管理人员。

2. 查阅医疗废物管理责任制,医疗废物分类收集、交接、登记等规章制度以及应急方案。

二、医疗废物分类收集的监督

（一）检查内容

检查医疗卫生机构医疗废物分类收集情况。是否将医疗废物按照感染性废物、病理性废物、损伤性废物、药物性废物及化学性废物进行分类管理,并按照类别分置于专用的包装物或容器中。专用包装袋、利器盒、周转箱等必须符合 HJ 421—2008《医疗废物专用包装袋、容器和警示标志标准》规定。

（二）检查方法

1. 检查医疗废物分类收集点是否按照《医疗废物分类目录》规定,使用专用包装物或容器分类收集医疗废物。

2. 检查医疗废物分类收集方法说明和警示标识。

在医疗废物产生地点应有医疗废物分类收集方法的示意图或者文字说明;每个包装物、容器上应系有中文标签(中文标签的内容应当包括医疗废物产生单位、产生日期、类别及需要的特别说明等);盛装的医疗废物不得超过包装物或容器的3/4,封口紧实严密。

具体检查时,可对照医疗卫生机构医疗废物分类收集制度,选择 1～2 个医疗废物重点产生科室(如输液室、注射室、换药室、手术室、实验室等)、医疗废物暂时贮存设施或场所实地查看医疗废物分类收集情况,主要为感染性和损伤性废物;查看病理性废物冷藏保存条件、批量的废化学试剂、废消毒液及批量的含汞体温计、血压计等是否能出具交由专门机构处置的凭证;查看中文标签及封口等情况。对隔离的传染病患者或者疑似传染病患者产生的医疗废物应当使用双层包装物,并及时密封;对病原体的培养基、标本和菌种、毒种保存液等高危险废物,应当首先在产生地点进行压力蒸汽灭菌或者化学消毒处理,然后按照感染性废物收集处理。

对化学性废物中批量的废化学试剂、废消毒剂应当交由专门机构处置；报废的批量的含有汞的体温计、血压计等医疗器具应当交由专门机构处置；废弃的麻醉、精神、放射性、毒性等药品及其相关的废物的管理，依照有关法律、行政法规和国家有关规定、标准执行。

三、医疗废物转运和登记的监督

（一）检查内容

检查医疗卫生机构内医疗废物运送和登记情况。医疗卫生机构是否根据实际制定合理的医疗废物运送时间、路线并按照确定的时间、路线运送医疗废物；运送医疗废物使用防渗漏、防遗撒、无锐利边角、易于装卸和清洁的专用运送工具。运送工具按时清洁消毒。对医疗废物进行登记。

（二）检查方法

1. 检查医疗废物运送工具、专用包装物或容器、暂时贮存的地点和条件，核查医疗废物运送线路；检查使用后的医疗废物运送工具的消毒、清洁地点与情况。

2. 查阅医疗废物登记簿，院内对医疗废物进行登记情况。登记内容应包括医疗废物的来源、种类、重量或者数量、交接时间、最终去向以及经办人签名等项目，登记资料至少保存3年。

四、医疗废物暂时贮存的监督

（一）检查内容

检查医疗卫生机构医疗废物暂时贮存的情况。暂时贮存设施、设备远离医疗区、食品加工区、人员活动区和生活垃圾存放场所，方便医疗废物运送人员及运送工具、车辆的出入；有严密的封闭措施，设专（兼）职人员管理，防止非工作人员接触医疗废物；有防鼠、防蚊蝇、防蟑螂的安全措施；防止渗漏和雨水冲刷；易于清洁和消毒；避免阳光直射；设有明显的医疗废物警示标识和"禁止吸烟、饮食"的警示标识；暂时贮存病理性废物，应当具备低温贮存或者防腐条件。

（二）检查方法

检查医疗卫生机构建立医疗废物暂时贮存设施、设备是否符合要求。在监督执法时，应实地查看医疗废物暂存处位置是否远离生活垃圾存放场所等，警示标示是否符合规定并张贴在明显位置，暂存处是否有专人管理，是否有纱窗、挡鼠板、可锁闭等安全措施，地面和1.0m高的墙裙是否进行防渗处理，产生的废水是否直接排入医院污水处理系统。

五、医疗废物转移的监督

（一）检查内容

1. 检查实行医疗废物集中处置的医疗卫生机构与具有资质的医疗废物集中处置单位签订合同的情况。

2. 检查不具备集中处置医疗废物条件的医疗卫生机构按照有关部门的要求自行处置医疗废物的情况。

（二）检查方法

1. 查阅医疗废物集中处置单位资质、危险废物转移联单等资料。实行医疗废物转移联单制度。医疗卫生机构产生的医疗废物必须交由环境保护行政部门许可的处置单位，转移联单保存时间为5年。

2. 检查不具备集中处置医疗废物条件的医疗卫生机构自行处置医疗废物的设施、方法及记录资料。对不具备集中处置医疗废物条件的农村，医疗卫生机构应当按照县级卫生计生行政部门、环境保护行政主管部门的要求，自行就地处置其产生的医疗废物。自行处置医疗废物的，应当符合：①使用后的一次性医疗器具和容易致人损伤的医疗废物，应当消毒并作毁形处理；②能够焚烧的，应当及时焚烧；③不能焚烧的，消毒后集中填埋。

六、相关工作人员的职业防护和培训的监督

（一）检查内容

检查医疗卫生机构从事医疗废物分类收集、运送、暂时贮存、处置工作人员和管理人员的职业卫生安全防护和培训情况。

（二）检查方法

1. 查阅从事医疗废物分类收集、运送、暂时贮存、处置的工作人员和管理人员，进行相关法律和专业技术、安全防护以及紧急处理等知识培训的资料。

2. 检查从事医疗废物分类收集、运送、暂时贮存、处置的工作人员和管理人员的职业卫生安全防护设备，查阅健康检查记录。

医疗卫生机构应为从事医疗废物分类收集、运送、暂时贮存和处置等工作的人员和管理人员配备必要的防护用品（口罩、帽子、胶靴、橡胶手套、工作服等）；定期进行健康检查，必要时予以预防接种，建立健康档案。

根据《医疗废物管理条例》，卫生监督机构还应加强对医疗废物集中处置单位的从事医疗废物收集、运送、贮存、处置等工作人员和管理人员采取职业卫生防护措施的检查。运送人员在运送过程中须穿戴防护手套、口罩、工作服、靴等防护用品；每年2次的健康体检，必要时进行预防性免疫接种。操作人员在操作过程中须穿戴防护手套、口罩、工作服、靴等防护用品，如有液体

或熔融物溅出危险时,还须佩戴护目镜。

七、医院污水处置的监督

（一）检查内容

检查医疗卫生机构医疗污水的处置情况。有条件的或 20 张床位及以上的医疗机构应配备污水处理设施,并设专（兼）职人员负责,健全制度,明确职责;设备运行正常,药品按时投放、定期进行监测,登记项目齐全,资料保存完整,污水排放符合国家标准。没有条件的或 20 张床位以下的基层医疗机构产生的污水、传染病患者或者疑似传染病患者的排泄物,应当按照国家规定严格消毒,达到国家规定的排放标准后方可排放。

（二）检查方法

1. 检查对污水、传染病患者或者疑似传染病患者的排泄物实施消毒的设备设施及其运转维护情况。

2. 查阅消毒处理记录和监测记录。医疗机构应建立污水处置设备设施,并运转正常;对医院污水进行消毒处理,定期开展监测,符合国家排放标准后排放。具体监督执法中,可以实地查看污水处置设备运转是否正常,定期监测的粪大肠菌群(1 次 / 月)、沙门菌(1 次 / 季度)和志贺菌(1 次 / 半年)等传染病防治相关指标的检测结果及频次是否符合标准。采用含氯消毒剂消毒时,接触池出口总余氯是否按照标准进行监测(每日监测不得少于 2 次,间歇式消毒处理,每次排放前监测)等。

第四节　违法行为处理

一、违法行为处理

具体见表 6-2。

表 6-2　医疗废物处置违法行为处理参考表

序号	违法行为	违法条款	处理依据
1	医疗卫生机构未建立、健全医疗废物管理制度;未设置监控部门或者专（兼）职人员	《医疗废物管理条例》第七条、第八条;《医疗卫生机构医疗废物管理办法》第四条、第五条第一款、第二款、第六条	《医疗废物管理条例》第四十五条第一款;《医疗卫生机构医疗废物管理办法》第三十九条第一款;《医疗废物管理行政处罚办法》第二条第一款

序号	违法行为	违法条款	处理依据
2	医疗卫生机构未制定与医疗废物安全处置有关的规章制度和在发生意外事故时的应急方案	《医疗废物管理条例》第八条；《医疗卫生机构医疗废物管理办法》第五条第四款	
3	医疗卫生机构未对本单位从事医疗废物收集、运送、贮存、处置等工作人员和管理人员进行相关法律和专业技术、安全防护以及紧急处理等知识培训	《医疗废物管理条例》第九条；《医疗卫生机构医疗废物管理办法》第六条第四款、第九条、第二十九条	《医疗废物管理条例》第四十五条第二款；《医疗卫生机构医疗废物管理办法》第三十九条第二款；《医疗废物管理行政处罚办法》第二条第二款
4	医疗卫生机构未对从事医疗废物收集、运送、贮存、处置等工作人员和管理人员采取职业卫生防护措施	《医疗废物管理条例》第十条；《医疗卫生机构医疗废物管理办法》第五条第五项、第六条第二款、第三十一条、第三十二条	《医疗废物管理条例》第四十五条第三款；《医疗卫生机构医疗废物管理办法》第三十九条第四款；《医疗废物行政处罚管理办法》第四条
5	医疗卫生机构未对医疗废物进行登记或者未保存登记资料	《医疗废物管理条例》第十二条；《医疗卫生机构医疗废物管理办法》第五条第三款、第二十四条	《医疗废物管理条例》第四十五条第四款；《医疗卫生机构医疗废物管理办法》第三十九条第三款；《医疗废物管理行政处罚办法》第二条第三款
6	医疗卫生机构无正当理由阻碍、拒绝或不配合执法部门检查、检测、调查取证	《医疗废物管理条例》第四十一条；《医疗卫生机构医疗废物管理办法》第三十八条	《医疗废物管理条例》第五十条；《医疗卫生机构医疗废物管理办法》第四十四条；《医疗废物管理行政处罚办法》第十二条
7	医疗卫生机构未及时收集医疗废物	《医疗废物管理条例》第十六条第一款、第十七条第一款；《医疗卫生机构医疗废物管理办法》第十一条、第二十条	《医疗废物管理条例》第四十五条第六款

续表

序号	违法行为	违法条款	处理依据
8	医疗卫生机构未将医疗废物按照类别分置于专用包装物或者容器	《医疗废物管理条例》第十六条第一款;《医疗卫生机构医疗废物管理办法》第十一条	《医疗废物管理条例》第四十六条第二款;《医疗卫生机构医疗废物管理办法》第四十条第二款;《医疗废物管理行政处罚办法》第五条第二款
9	医疗卫生机构未使用符合标准的专用车辆运送医疗废物或者使用医疗废物的车辆运送其他物品	《医疗废物管理条例》第十八条;《医疗卫生机构医疗废物管理办法》第十九条第一款	《医疗废物管理条例》第四十六条第三款;《医疗卫生机构医疗废物管理办法》第四十条第三款;《医疗废物管理行政处罚办法》第五条第三款
10	医疗卫生机构未及时运送医疗废物	《医疗废物管理条例》第十七条第一款;《医疗卫生机构医疗废物管理办法》第二十条	《医疗废物管理条例》第四十五条第六款
11	医疗卫生机构对使用后的医疗废物运送工具或者运送车辆未在指定地点及时进行消毒和清洁	《医疗废物管理条例》第十八条第二款;《医疗卫生机构医疗废物管理办法》第十九条第二款	《医疗废物管理条例》第四十五条第五款;《医疗卫生机构医疗废物管理办法》第三十九条第五款;《医疗废物管理行政处罚办法》第二条第四款
12	在运送过程中丢弃医疗废物、在非贮存地点倾倒、堆放医疗废物或者将医疗废物混入其他废物和生活垃圾	《医疗废物管理条例》第十四条第二款;《医疗卫生机构医疗废物管理办法》第二十六条第二款	《医疗废物管理条例》第四十七条第一款;《医疗卫生机构医疗废物管理办法》第四十一条第一款;《医疗废物管理行政处罚办法》第七条第一款
13	医疗卫生机构医疗废物贮存设施或者设备不符合环境保护、卫生要求	《医疗废物管理条例》第十七条第一款、第二款;《医疗卫生机构医疗废物管理办法》第二十条、第二十一条、第二十二条	《医疗废物管理条例》第四十六条第一款;《医疗卫生机构医疗废物管理办法》第四十条第一款;《医疗废物管理行政处罚办法》第五条第一款

续表

序号	违法行为	违法条款	处理依据
14	医疗卫生机构未执行危险废物转移联单管理制度	《医疗废物管理条例》第十一条;《医疗卫生机构医疗废物管理办法》第二十三条	《医疗废物管理条例》第四十七条第二款;《医疗卫生机构医疗废物管理办法》第四十一条第二款;《医疗废物管理行政处罚办法》第十条第一款
15	未定期对医疗废物处置设施的环境污染防治和卫生学效果进行检测、评价或未将检测、评价效果存档、报告	《医疗废物管理条例》第三十条	《医疗废物管理条例》第四十五条第七款;《医疗卫生机构医疗废物管理办法》第三十九条第六款;《医疗废物管理行政处罚办法》第二条第五款
16	将医疗废物交给未取得经营许可证的单位或者个人收集、运送、贮存、处置	《医疗废物管理条例》第十四条第一款;《医疗卫生机构医疗废物管理办法》第二十六条第一款	《医疗废物管理条例》第四十七条第三款;《医疗卫生机构医疗废物管理办法》第四十一条第二款;《医疗废物管理行政处罚办法》第十条第二款
17	对医疗废物的处置不符合国家规定的环境保护、卫生标准规范	《医疗废物管理条例》第二十一条、第二十九条;《医疗卫生机构医疗废物管理办法》第二十七条	《医疗废物管理条例》第四十七条第四款、第五十一条;《医疗卫生机构医疗废物管理办法》第四十五条;《医疗废物管理行政处罚办法》第九条、第十三条
18	医疗卫生机构未按规定对污水、传染病患者或者疑似传染病患者的排泄物进行严格消毒,或者未达到国家规定的排放标准,进入污水处理系统	《医疗废物管理条例》第二十条;《医疗卫生机构医疗废物管理办法》第十一条第八款	《医疗废物管理条例》第四十七条第五款;《医疗卫生机构医疗废物管理办法》第四十一条第三款;《医疗废物管理行政处罚办法》第七条第二款
19	发生医疗废物流失、泄漏、扩散时,未采取紧急处理措施,或者未及时向卫生计生行政主管部门和环境保护行政主管部门报告	《医疗废物管理条例》第十三条;《医疗卫生机构医疗废物管理办法》第二十八条	《医疗废物管理条例》第四十九条;《医疗卫生机构医疗废物管理办法》第四十三条;《医疗废物管理行政处罚办法》第十一条第一款

续表

序号	违法行为	违法条款	处理依据
20	不具备集中处置医疗废物条件的农村,医疗卫生机构未按照《医疗废物管理条例》的要求处置医疗废物	《医疗废物管理条例》第二十一条;《医疗卫生机构医疗废物管理办法》第二十七条	《医疗废物管理条例》第五十一条;《医疗卫生机构医疗废物管理办法》第四十五条;《医疗废物管理行政处罚办法》第十三条
21	医疗卫生机构对收治的传染病患者或者疑似传染病患者产生的生活垃圾,未按照医疗废物进行管理和处置	《医疗废物管理条例》第三条第二款;《医疗卫生机构医疗废物管理办法》第十条	《医疗废物管理条例》第四十七条第六款;《医疗卫生机构医疗废物管理办法》第四十一条第四款;《医疗废物管理行政处罚办法》第七条第三款

二、案例介绍

（一）案件 1

1. 案由　某口腔诊所医疗废物暂时贮存设施不符合卫生要求案。

2. 案情简介　2010 年 11 月 30 日,某市卫生监督所对辖内工业园区一口腔诊所进行现场检查,发现当事人有下列违法事实:

（1）未按要求建立医疗废物管理制度。

（2）未按要求对医疗废物进行登记。

（3）未按要求将医疗废物按照类别分置于专用包装物或者容器内:①医疗废物用黑色的普通垃圾袋收集;②损伤性医疗废物(探针、镊子等)未用利器盒收集,直接存放于普通的垃圾塑料桶中。

（4）医疗废物的暂时贮存设施、设备不符合环境保护、卫生要求,未设置明显的警示标识:医疗废物暂存点无"禁烟、禁食"标识。

3. 处理结果　经查实以上行为违反了《医疗废物管理条例》第八条、第十二条、第十六条第一款、第十七条第二款的规定,依据该条例第四十五条第一项、第四项,第四十六条第一项、第二项的规定,最终给予当事人警告、罚款 3000 元的行政处罚,同时责令一个月内改正违法行为。

（二）案件 2

1. 案由　某医院医疗废物暂时贮存设施不符合卫生要求案。

2. 案情简介　2011 年 4 月 25 日,某市卫生监督所对辖区一所医院门诊部进行现场检查,发现存在下列违法行为:

（1）医疗废物暂存设施不符合卫生要求：医疗废物暂存处无"禁烟""禁食"标记，墙粉脱落，无上下水设施，紫外线消毒灯管已发黑；医疗废物收集处无分类收集标识。

（2）未对从事医疗废物收集人员进行相关知识的培训，未采取职业卫生防护措施：医疗废物收集人员江某未经过相关业务培训，也无个人防护用品。

（3）未将医疗废物按类别分置于专用包装物或者容器：输液室和口腔科的利器未用利器盒收集，检验科的利器盒收集过满（超过3/4）。

3．处理结果 以上行为违反了《医疗卫生机构医疗废物管理办法》第二十一条第五项、第七项、第二十九条、第三十一条、第十一条第一项和第十三条的规定，依据《医疗卫生机构医疗废物管理办法》第三十九条第二项、第四项、第四十条第一项、第二项的规定，给予该单位警告的行政处罚，同时责令一周内改正违法行为。

（三）案例3

1．案由 某医院医疗废物未按类别分类收集案。

2．案情简介 2012年11月28日，某市卫生监督所对所辖一县级医院进行现场监督，检查发现以下违法行为：

（1）未将医疗废物按照类别分置于专用包装物或者容器内：口腔科将探针等损伤性医疗废物用黄色医疗废物收集袋收集。

（2）未按要求对医疗废物进行登记：该院五楼儿科病房的医疗废物内部交接记录填写至11月25日。

3．处理结果 以上行为违反了《医疗废物管理条例》第十六条第一款、第十二条，依据《医疗废物管理条例》第四十六条第二项、第四十五条第四项，给予该单位警告、罚款4000元的行政处罚，同时责令一周内改正违法行为。

第七章

病原微生物实验室生物安全卫生监督

第一节 概　　述

　　病原微生物实验室生物安全卫生监督是指县级以上地方卫生计生行政部门及其综合监督执法机构依据病原微生物实验室生物安全相关法律法规，对医疗卫生机构病原微生物实验室生物安全工作进行监督执法的活动。

　　生物安全实验室，于20世纪50~60年代首先出现在美国，主要是针对实验室意外事故感染所采取的对策。为了指导实验室生物安全，减少实验室事故的发生，1983年世界卫生组织出版了《实验室生物安全手册》，美国、加拿大、欧洲等国家都相继制定了实验室规范化管理的标准、规范。

　　我国实验室规范化管理起步比较晚，20世纪90年代后期，一些专家酝酿制定我国实验室生物安全准则或规范，2002年颁布了行业标准《微生物和生物医学实验室生物安全通用准则》（WS 233—2002），提出了我国卫生行业病原微生物实验室生物安全的分级和一般生物安全实验室防护基本要求，在实验室生物安全方面起了积极作用。2003年的SARS疫情和中国疾病预防控制中心病毒病所的SARS实验室感染事故的发生，引起了国家高度重视。2004年实验室生物安全成为疾病预防控制工作的头等大事，国务院组织有关专家起草制定了实验室生物安全管理法规文件，采取切实有效措施，加强全国生物实验室安全管理工作。2004年11月12日，国务院第424号令公布实施了《病原微生物实验室生物安全管理条例》，对病原微生物实行分类管理，实验室实行分级管理，从而使我国病原微生物实验室的管理工作步入法制化管理轨道。并相继出台了《人间传染的病原微生物名录》《实验室生物安全通用要求》（GB 19489—2008）等配套法规、规范和标准，对各种微生物所述的类别进行了明确，规定了不同级别实验室防护设施、设备和管理级别的基本要求。2016 年 12 月 28 日,原国家卫生计生委发布卫生标准清理复审结果的通告(国卫通〔2016〕24 号)废止了《临床实验室安全准则》(WS/T 251—2005)。

2017 年 7 月 24 日,《病原微生物实验室生物安全通用准则》(WS 233—2017)颁布,并于 2018 年 2 月 1 日施行,代替《微生物和生物医学实验室生物安全通用准则》(WS 233—2002)。新颁布的通则对规范要求的内容作了较大的调整,将原以生物安全三级实验室(BSL-3 实验室)为主调整为在实际工作中使用最普遍的生物安全二级实验室(BSL-2 实验室)为重点,以满足实际工作的需要。同时将 BSL-2 实验室分为普通型和加强型两种类型,规定了加强型 BSL-2 实验室内的压力梯度、实验室布局、洁净度、新风量等技术指标,使其更加适用于疾控、科研、检测、教学等大量生物安全二级实验室的管理和使用,并解决了长期以来实验室非高致病菌(毒)种及感染性样本的保存、使用管理方面缺乏明确法制要求的问题。《病原微生物实验室生物安全通用准则》是今后病原微生物实验室生物安全卫生监督的重要依据。

一、基本概念

1. 病原微生物 是指能够使人或动物致病的微生物。

2. 临床实验室 是指对取自人体的各种标本进行生物学、微生物学、免疫学、化学、血液免疫学、血液学、生物物理学、细胞学等检验,并为临床提供医学检验服务的实验室。适用于二级(涵盖一级)生物安全防护水平的病原体检验,不适用三级生物安全防护水平的病原体检验。

3. 实验活动 是指实验室从事与病原微生物菌(毒)种、样本有关的研究、教学、检测、诊断等活动。

4. 实验室生物安全 是指实验室的生物安全条件和状态不低于容许水平,可避免实验室人员、来访人员、社区及环境受到不可接受的损害,符合相关法规、标准等对实验室生物安全责任的要求。

5. 第一类病原微生物 是指能够引起人类或者动物非常严重疾病的微生物,以及我国尚未发现或者已经宣布消灭的微生物。

6. 第二类病原微生物 是指能够引起人类或者动物严重疾病,比较容易直接或者间接在人与人、动物与人、动物与动物间传播的微生物。

7. 第三类病原微生物 是指能够引起人类或者动物疾病,但一般情况下对人、动物或者环境不构成严重危害,传播风险有限,实验室感染后很少引起严重疾病,并且具备有效治疗和预防措施的微生物。

8. 第四类病原微生物 是指在通常情况下不会引起人类或者动物疾病

的微生物。

9. 高致病性病原微生物　第一类、第二类病原微生物统称为高致病性病原微生物。

10. 生物安全实验室　通过防护屏障和管理措施,达到生物安全要求的病原微生物实验室。

11. 生物安全一级实验室(BSL-1)　实验室结构和设施、安全操作规程、安全设备适用于操作在通常情况下不会引起人类或者动物疾病的微生物,如用于教学的普通微生物实验室等。

12. 生物安全二级实验室(BSL-2)　实验室结构和设施、安全操作规程、安全设备适用于操作能够引起人类或者动物疾病,但一般情况下对人、动物或者环境不构成严重危害,传播风险有限,实验室感染后很少引起严重疾病,并且具有有效治疗和预防措施的微生物。按照实验室是否具有机械通风系统,将 BSL-2 实验室分为普通型 BSL-2 实验室、加强型 BSL-2 实验室。

13. 加强型生物安全二级实验室　在普通型生物安全二级实验室的基础上,通过机械通风系统等措施加强实验室生物安全要求的实验室。

14. 生物安全三级实验室(BSL-3)　实验室结构和设施、安全操作规程、安全设备适用于操作能够引起人类或者动物严重疾病,比较容易直接或间接在人与人、动物与人、动物与动物间传播的微生物。

15. 生物安全四级实验室(BSL-4)　实验室结构和设施、安全操作规程、安全设备适用于操作能够引起人类或者动物非常严重疾病,我国尚未发现或者已经宣布消灭的微生物。

16. 实验室生物安全事件　是指病原微生物感染性材料在实验室操作、运送、储存等活动中,因违反操作规程或因自然灾害、意外事故、意外丢失等造成人员感染或暴露,和(或)造成感染性材料向实验室外扩散的事件。主要包括:①病原微生物菌(毒)种或者样本在运输、储存中被盗、被抢、丢失、泄漏事件。②病原微生物在实验活动中造成实验室人员感染和向实验室外泄漏或扩散事件。③由于不可预测因素所引起的实验室病原微生物泄漏或扩散事件。

二、卫生监督职责

《病原微生物实验室生物安全管理条例》第三条规定了生物安全的管理职责,即国务院卫生计生主管部门主管与人体健康有关的实验室及其实验活动的生物安全监督工作。第四十九条规定县级以上地方人民政府卫生计生主管部门、兽医主管部门依照各自分工,履行下列职责:

1. 对病原微生物菌（毒）种、样本的采集、运输、储存进行监督检查。

2. 对从事高致病性病原微生物相关实验活动的实验室是否符合本条例规定的条件进行监督检查。

3. 对实验室或者实验室的设立单位培训、考核其工作人员以及上岗人员的情况进行监督检查。

4. 对实验室是否按照有关国家标准、技术规范和操作规程从事病原微生物相关实验活动进行监督检查。

县级以上地方人民政府卫生计生主管部门、兽医主管部门，应当主要通过检查反映实验室执行国家有关法律、行政法规以及国家标准和要求的记录、档案、报告，切实履行监督管理职责。

第二节　监督执法依据

一、法律法规

1.《传染病防治法》

2.《病原微生物实验室生物安全管理条例》

3.《突发公共卫生事件应急条例》

4.《医疗废物管理条例》

5.《消毒管理办法》

6.《可感染人类的高致病性病原微生物菌（毒）种或样本运输管理规定》

7.《病原微生物实验室生物安全环境管理办法》

8.《医院感染管理办法》

9.《人间传染的高致病性病原微生物实验室和实验活动生物安全审批管理办法》

10.《人间传染的病原微生物菌（毒）种保藏机构管理办法》

二、规范性文件

1. 卫生部关于印发《人间传染的病原微生物名录》的通知（卫科教发〔2006〕15号）

2. 卫生部关于印发《医疗机构临床实验室管理办法》的通知（卫医发〔2006〕73号）

3. 卫生部关于印发《全国艾滋病检测工作管理办法》的通知（卫办疾控发〔2006〕218号）

4. 卫生部关于印发《人间传染的病原微生物菌（毒）种保藏机构指定工作

细则》的通知（卫科教发〔2011〕43号）

5.《国家卫生计生委办公厅做好高致病性病原微生物科研项目生物安全监督工作的通知》（国卫办科教函〔2016〕785号）

6.《国家卫生计生委办公厅关于做好"高致病性病原微生物实验室活动资格审批"取消后的生物安全监管工作的通知》（国卫办科教函〔2017〕1069号）

三、标准、技术规范

1. GB 19489—2008《实验室生物安全通用要求》

2. GB 50346—2011《生物安全实验室建筑技术规范》

3. WS/T 249—2005《临床实验室废物处理原则》

4. WS 315—2010《人间传染的病原微生物菌（毒）种保藏机构设置技术规范》。

5. WS/T 442—2014《临床实验室生物安全指南》

6. WS 233—2017《病原微生物实验室生物安全通用准则》

四、法律法规具体要求

（一）《传染病防治法》

《传染病防治法》中有3条与实验室生物安全有关的条款。

第二十二条规定，疾病预防控制机构、医疗机构的实验室和从事病原微生物实验的单位，应当符合国家规定的条件和技术标准，建立严格的监督管理制度，对传染病病原体样本按照规定的措施实行严格监督管理，严防传染病病原体的实验室感染和病原微生物的扩散。

第二十六条规定，国家建立传染病菌种、毒种库。对传染病菌种、毒种和传染病检测样本的采集、保藏、携带、运输和使用实行分类管理，建立健全严格的管理制度。对可能导致甲类传染病传播的以及国务院卫生行政部门规定的菌种、毒种和传染病检测样本，确需采集、保藏、携带、运输和使用的，须经省级以上人民政府卫生行政部门批准。具体办法由国务院制定。这一条规定了我国对病原微生物实行分类管理，采集、运送、保藏高致病性病原微生物菌（毒）种及其样本要经过审批。

第五十三条第（五）项规定，县级以上人民政府卫生行政部门对传染病菌种、毒种和传染病检测样本的采集、保藏、携带、运输、使用进行监督检查。这条明确了监督检查的执法主体和监督检查内容。

（二）《病原微生物实验室生物安全管理条例》

《病原微生物实验室生物安全管理条例》共七章七十二条，适用于实室从事与病原微生物菌(毒)种、样本有关的研究、教学、检测、诊断等活动的生物安全管理。第一章总则,对条例编制的目的、适用对象、病原微生物和实验活动的定义、管理者作规定。第二章病原微生物的分类和管理,对病原微生物按危害程度进行了分类,对病原微生物的采集、运输、包装、保藏等管理作了明确的规定。第三章实验室的设立与管理,明确了病原微生物实验室的分级及管理原则,对实验室备案及开展高致病性或疑似高致病性病原微生物实验活动的审批要求、不同生物安全等级实验室的活动范围和活动条件、不同生物安全等级实验室的管理职责和权限以及责任人、实验室的三废处理和生物安全专家委员会的组成等进行了规定。第四章实验室感染控制,明确实验室的设立单位应当指定专门的机构或者人员承担实验室感染控制工作,对发生感染事故或出现感染隐患的处理原则、报告程序、采取的控制措施进行了明确规定。第五章监督管理,明确了县级以上卫生计生行政部门、兽医主管部门、环境保护主管部门对病原微生物实验室生物安全监督、检查和处理的职责。第六章法律责任,对违反本条例的各种病原微生物实验室生物安全管理的单位和当事人的行为应追究的责任,对各级卫生计生行政部门、兽医主管部门、环境保护主管部门的监督管理不到位,应承担的责任,对相关人员、机构应追究的刑事责任进行了明确规定。

为了依法推进简政放权、放管结合、优化服务改革,根据《国务院关于取消和调整一批行政审批项目等事项的决定》(国发〔2015〕11号),原国家卫生计生委于2015年取消了高致病性病原微生物有关科研项目生物安全审查的行政审批事项。2016年2月6日《国务院关于修改部分行政法规的决定》(国务院令第666号)公布,将《病原微生物实验室生物安全管理条例》第二十二条第二款修改为:"实验室申报或者接受与高致病性病原微生物有关的科研项目,应当符合科研需要和生物安全要求,具有相应的生物安全防护水平。与动物间传染的高致病性病原微生物有关的科研项目,应当经国务院兽医主管部门同意;与人体健康有关的高致病性病原微生物科研项目,实验室应当将立项结果告知省级以上人民政府卫生主管部门。"为做好行政审批取消后与人体健康有关高致病性病原微生物科研项目的实验室生物安全监督工作,2016年7月15日,原国家卫生计生委印发《国家卫生计生委办公厅做好高致病性病原微生物科研项目生物安全监督工作的通知》(国卫办科教函〔2016〕785号),提出了具体要求:一是在高等级生物安全实验室开展与人体健康有关的高致病性病原微生物科研项目,应当符合现行法规、规章对于从事高致病性病原微生物实验活动的管理要求。二是在四级生物安全实验室开展高致病性病原微生物科研项目,实验室应当将立项结果告知国家卫生计生委；在三级生物安全实验室开展高致病性病原微生物科研项目，实验室应当将立项结果告知省级人民政府卫生计生行政部门。各级卫生计生行政部门应当根据国家法律法规和属地化管理原则，认真做好事中和事后监督。三是各相关部门和单位应当在职责范围内落实好高致病性病原微生物科研项目的生物安全管理职责，按照谁立项谁负责、谁主管谁负责的原则，进一步研究完善相关的监管措施。四是各相关部门和单位要重点加强对人间传染的高致病性病原微生物和人畜共患疾病有关科研项目的全过程管理，特别是要加强科研伦理和实验室生物安全审核，督促有关科研人员严格遵守相关法律法规要求，不得开展对人群和生态环境造成潜在巨大风险的实验活动。各省卫生计生委也下发通知，规定三级生物安全实验室如开展高致病性病原微生物科研项目，要及时将立项结果告知省卫生计生委相关处室。

2017 年 9 月 22 日，国务院印发《关于取消一批行政许可事项的决定》（国发〔2017〕46 号），取消高致病性病原微生物实验室实验活动资格审批，要求取消审批后，原国家卫生计生委通过以下措施加强事中事后监管：一是强化从事高致病性或疑似高致病性病原微生物实验活动审批，将实验室实验活动资格审批的有关要求纳入其中，通过对实验活动的审批进行把关。二是强化实验室生物安全管理，对实验活动开展全程监管，严控风险，确保病原微生物不外泄，保证实验活动的安全。为此，2017 年 10 月 31 日，原国家卫生计生委印发《国家卫生计生委办公厅关于做好"高致病性病原微生物实验室活动资格审批"取消后的生物安全监管工作的通知》（国卫办科教函〔2017〕1069 号），要求各级卫生计生行政部门切实落实相关监管责任、进一步严格实验活动审批、规范实验室备案等工作、制定实验室生物安全保障工作方案、强化实验室生物安全日常监督检查。并着手修订《人间传染的高致病性病原微生物实验室和实验活动生物安全审批管理办法》（卫生部令第50 号）。

（三）《突发公共卫生事件应急条例》

第十九条规定了将"发生传染病菌种、毒种丢失的"纳入突发事件应急报告制度中，要求省、自治区、直辖市人民政府应当在接到报告 1 小时内，向国务院卫生计生行政主管部门报告。

第二十条规定，突发事件监测机构、医疗卫生机构和有关单位发现有本条例第十九条规定情形之一的，应当在 2 小时内向所在地县级人民政府卫生行政主管部门报告；接到报告的卫生行政主管部门应当在 2 小时内向本级人民政府报告，并同时向上级人民政府卫生行政主管部门和国务院卫生行政主管部门报告。县级人民政府应当在接到报告后 2 小时内向设区的市级人民政府或者上一级人民政府报告；设区的市级人民政府应当在接到报告后 2 小时内向省、自治区、直辖市人民政府报告。此条明确规定了实验室发生传染病菌种、毒种丢失突发事件的报告时限、报告部门、报告程序。

（四）《医疗废物管理条例》

第十九条第二款规定"医疗废物中病原体的培养基、标本和菌种、毒种保存液等高危险废物，在交医疗废物集中处置单位处置前应当就地消毒"。实验室在实验活动中产生的医疗废物要遵循《医疗废物管理条例》的规定，高危险废物应就地消毒方可做进一步处理。

第三节　监督检查内容与方法

病原微生物实验室生物安全监督的内容有 6 大项：一是一级、二级病原微生物实验室的备案和三级、四级实验室开展高致病性或疑似高致病性病原微生物实验活动的审批情况监督；二是从事实验活动的人员培训、考核及上岗持证情况监督；三是管理制度、应急预案的制定和落实情况监督；四是开展实验活动情况监督；五是实验档案建立和保存情况监督；六是菌（毒）种和样本的采集、运输和储存情况的监督。

一、病原微生物实验室的设立与管理的监督

（一）实验室的备案

1. 法律法规相关要求　国家根据实验室对病原微生物的生物安全防护水平，并依照实验室生物安全国家标准的规定，根据所处理的微生物及其毒素的危害程度将实验室分为四级管理。一级生物安全防护最低，四级为最高。实验室操作的微生物要与实验室生物安全防护水平相适应，为此国家出台了《人间传染的病原微生物名录》，将微生物所属类别和需要的防护水平一一列出，监督时可以查阅对照。简单汇总如表 7-1 阐述实验室级别与微生物类别对应关系。

表 7-1　生物安全实验室分级

实验室分级	处理对象	危险等级
BSL-1	通常情况下不会引起人类或者动物疾病的微生物	Ⅰ级四类
BSL-2	能够引起人类或者动物疾病，但一般情况下对人、动物或者环境不构成严重危害，传播风险有限，实验室感染后很少引起严重疾病，并且具备有效治疗和预防措施的微生物	Ⅱ级三类

续表

实验室分级	处理对象	危险等级
BSL-3	能够引起人类或者动物严重疾病,比较容易直接或者间接在人与人、动物与人、动物与人、动物与动物间传播的微生物	Ⅲ级二类
BSL-4	引起人类或者动物非常严重疾病的微生物,以及我国尚未发现或者已经宣布消灭的微生物	Ⅳ级一类

临床实验室至少应为二级生物安全防护实验室。《人间传染的病原微生物名录》的说明中要求"在保证安全的前提下,对临床和现场的未知样本检测操作可在生物安全二级或以上防护级别的实验室进行",明确了临床实验室的生物安全级别不能低于二级。

艾滋病检测实验室生物安全级别在《全国艾滋病检测工作管理办法》(卫疾控发〔2006〕218号)中有明确规定,艾滋病检测实验室分3类:一是艾滋病参比实验室,设在在中国疾病预防控制中心;二是艾滋病检测确证实验室,又分为艾滋病确证中心实验室和艾滋病确证实验室,分别设在省级疾病预防控制中心和市级疾病预防控制机构、医院、血站、计生服务站;三是艾滋病检测筛查实验室,又分为艾滋病筛查中心实验室(市级疾病预防控制机构)、艾滋病筛查实验室和艾滋病检测点。艾滋病参比实验室:独立的符合二级生物安全实验室,艾滋病病毒分离、培养与扩增、浓缩与纯化、中和试验等需要在三级生物安全实验室开展。艾滋病检测确证实验室:符合二级生物安全实验室要求。艾滋病筛查中心实验室及艾滋病筛查实验室:符合二级生物安全实验室要求。

《病原微生物实验室生物安全管理条例》第二十五条规定:新建、改建或者扩建一级、二级实验室,应当向设区的市级人民政府卫生主管部门或者兽医主管部门备案。设区的市级人民政府卫生主管部门或者兽医主管部门应当每年将备案情况汇总后报省、自治区、直辖市人民政府卫生主管部门或者兽医主管部门。

2. 监督内容及方法　监督检查生物安全一级、二级实验室是否备案,查看备案证明文件,涉及微生物类别与实验活动是否一致。有的省发放了备案凭证,规定了有效期,在检查时则要查看备案凭证的有效性。

(二)实验室生物安全管理组织建设及开展工作情况的监督

1. 法律法规相关要求

(1)《病原微生物实验室生物安全管理条例》第三十一条规定,实验室的设立单位负责实验室的生物安全管理。实验室的设立单位应当依照条例的规定制定科学、严格的管理制度,并定期对有关生物安全规定的落实情况进行检查,定期对实验室设施、设备、材料等进行检查、维护和更新,以确保其符合国家标准。实验室的设立单位及其主管部门应当加强对实验室日常活动的管理。

（2）《病原微生物实验室生物安全管理条例》第三十二条规定,实验室负责人为实验室生物安全的第一责任人。

实验室从事实验活动应当严格遵守有关国家标准和实验室技术规范、操作规程。实验室负责人应当指定专人监督检查实验室技术规范和操作规程的落实情况。

2. 监督内容及方法　查看生物安全管理组织成立及职责分工的文件,明确实验室负责人是实验室生物安全第一责任人,落实生物安全管理责任部门或责任人。生物安全委员会相关要求在《实验室生物安全通用要求》(7.1)有明确规定,实验室的设立单位或上级主管部门应当成立生物安全委员会,负责咨询、指导、评估、监督实验室生物安全。其任务是审议实验室管理规章制度;对本实验室所操作生物因子的生物危险程度进行评估;审查和批准在实验室开展的实验项目、操作程序;监督和检查有关法规和操作规程的执行情况;审查突发事故应急预案;对实验室事故进行评估,提出处理和改进意见;对实验室人员实施监督等工作。生物安全委员会的成员应能体现其组织及学科的专业范围,通常是单位法定代表人担任生物安全委员会主任。实验室主任和实验室安全负责人必须是生物安全管理委员会中具有决定权力的重要成员。

设置生物安全管理部门,配备专兼职人员,定期开展生物安全检查。查看有关生物安全规定落实情况的检查记录,发现问题的处理及整改资料;查看对实验室设施、设备、材料等进行检查、维护和更新,以验证其符合国家标准的相关资料。

（三）管理制度的监督

检查实验室是否制定科学、严格的管理制度及执行情况,制度包括人员培训考核制度、人员健康监护制度、生物安全检查制度、生物安全责任制度、安全保卫制度、菌(毒)种和生物样本安全保管和档案管理制度、废弃物管理制度、消毒隔离制度、实验室应急事故报告制度等,对高致病性病原微生物实验室还要重点查阅安全保卫制度及安全防范措施。这是《病原微生物实验室生物安全管理条例》第三十三条的规定,即从事高致病性病原微生物相关实验活动的实验室的设立单位,应当建立健全安全保卫制度,采取安全保卫措施,严防高致病性病原微生物被盗、被抢、丢失、泄漏,保障实验室及其病原微生物的安全。

（四）实验室人员培训、考核及持证上岗情况的监督检查

1. 法律法规相关要求　《病原微生物实验室生物安全管理条例》第三十四

条规定：实验室或者实验室的设立单位应当每年定期对工作人员进行培训，保证其掌握实验室技术规范、操作规程、生物安全防护知识和实际操作技能，并进行考核。工作人员经考核合格的，方可上岗。从事高致病性病原微生物相关实验活动的实验室，应当每半年将培训、考核其工作人员的情况和实验室运行情况向省、自治区、直辖市人民政府卫生主管部门或者兽医主管部门报告。

2. 监督内容及方法　查看实验室或者实验室的设立单位是否每年定期对工作人员进行培训、考核，合格者方可上岗。查看培训记录、人员签到、培训教材、授课教师、考试题及试卷，工作人员上岗证。现场询问有关问题看其是否掌握实验室技术规范、操作规程、生物安全防护知识和实际操作技能。查看从事高致病性病原微生物相关实验活动的实验室，是否每半年将培训、考核其工作人员的情况和实验室运行情况向省级卫生计生委报告。

（五）安全操作规程的执行情况监督

1. 一级生物安全防护实验室常规微生物操作规程中的安全操作要点

（1）禁止非工作人员进入实验室。参观实验室等特殊情况须经实验室负责人批准后方可进入。

（2）接触微生物或含有微生物的物品后，脱掉手套后和离开实验室前要洗手。

（3）禁止在工作区饮食、吸烟、处理隐形眼镜、化妆及储存食物。

（4）以移液器吸取液体，禁止口吸。

（5）制定尖锐器具的安全操作规程。

（6）按照实验室安全规程操作，降低溅出和气溶胶的产生。

（7）每天至少消毒一次工作台面，活性物质溅出后要随时消毒。

（8）所有培养物、废弃物在运出实验室之前必须进行灭活，如高压灭活。需运出实验室灭活的物品必须放在专用密闭容器内。

（9）制定有效的防鼠防虫措施。

2. 二级生物安全防护实验室常规微生物操作规程中的安全操作要点

（1）与一级的常规安全操作要点相同。

（2）实验室入口处须张贴生物危险标志，内部显著位置须张贴有关的生物危险信息，包括使用传染性材料的名称，负责人姓名和电话号码。

3. 二级生物安全防护实验室特殊的安全操作规程

（1）进行感染性实验时，禁止他人进入实验室，或必须经实验室负责人同意后方可进入。免疫耐受或正在使用免疫抑制剂的工作人员必须经实验室负责人同意方可在实验室或动物房内工作。

（2）实验室入口处须张贴生物危险标志，注明危险因子、生物安全级别、需要的免疫、负责人姓名和电话、进入实验室的特殊要求及离开实验室的程序。

（3）工作人员应接受必要的免疫接种和检测（如乙型肝炎疫苗、卡介苗等）。

（4）必要时收集从事危险性工作人员的基本血清留底，并根据需要定期收集血清样本，应有检测报告，如有问题及时处理。

（5）将生物安全程序纳入标准操作规范或生物安全手册，由实验室负责人专门保管，工作人员在进入实验室之前要阅读规范并按照规范要求操作。

（6）工作人员要接受有关的潜在危险知识的培训，掌握预防暴露以及暴露后的处理程序。每年要接受一次最新的培训。

（7）严格遵守下列规定，防止利器损伤：

1）除特殊情况（肠道外注射和静脉切开等）外，禁止在实验室使用针、注射器及其他利器。尽可能使用塑料器材代替玻璃器材。

2）尽可能应用一次性注射器，用过的针头禁止折弯、剪断、折断、重新盖帽、从注射器取下，禁止用手直接操作。用过的针头必须直接放入防穿透的容器中。非一次性利器必须放入厚壁容器中并运送到特定区域消毒，最好进行高压消毒。

3）尽可能使用无针注射器和其他安全装置。

4）禁止用手处理破碎的玻璃器具。装有污染针、利器及破碎玻璃的容器在丢弃之前必须消毒。

（8）培养基、组织、体液及其他具有潜在危险性的废弃物须放在防漏的容器中储存、运输及消毒灭菌。

（9）实验设备在运出修理或维护前必须进行消毒。

（10）人员暴露于感染性物质时，及时向实验室负责人汇报，并记录事故经过和处理方案。

（11）禁止将无关动物带入实验室。

（六）应急预案制定的监督

1. 法律法规相关要求 《病原微生物实验室生物安全管理条例》第四十条规定，从事高致病性病原微生物相关实验活动的实验室应当制定实验室感染应急处置预案，并向该实验室所在地的省、自治区、直辖市人民政府卫生主管部门或者兽医主管部门备案。

2. 监督内容与方法 查看实验室是否制定突发事件应急预案，重点查阅高致病性病原微生物实验室感染应急处置预案及向所在地省级卫生计生委备案的资料。

（七）工作人员健康档案建立情况的监督

1. 法律法规相关要求 《病原微生物实验室生物安全管理条例》第三十五条规定，从事高致病性病原微生物相关实验活动的实验室，还应当对实验室工作人员进行健康监测，每年组织对其进行体检，并建立健康档案；必要时，应当对实验室工作人员进行预防接种。

《实验室生物安全通用要求》（GB 19489—2008）7.2.5 规定，应为员工提供必要的免疫计划、定期的健康检查和医疗保障。

2. 监督内容与方法 查看是否建立实验室人员的健康档案，有无健康监测和体检，工作人员是否接受有关致病因子的免疫接种和检测。

（八）生物危险标识、防护用品和措施落实情况的监督

1. 法律法规相关要求 《病原微生物实验室生物安全管理条例》第三十九条规定，三级、四级实验室应当在明显位置标示国务院卫生主管部门和兽医主管部门规定的生物危险标识和生物安全实验室级别标志。

《病原微生物实验室生物安全通用准则》（WS 233—2017）6.3.1.9 规定，BSL-2 实验室入口应有生物危害标识。

2. 监督内容与方法 查看防护用品的配备和操作人员防护措施落实情况，是否在 BSL-2、BSL-3、BSL-4 实验室入口处醒目位置标示生物危险标识和生物安全实验室级别标志。生物危险标识是否注明危险因子、生物安全级别、需要的免疫、实验室负责人或其他相关负责人姓名和电话、进入实验室的特殊要求及离开实验室的程序。

（九）实验室档案建立和保存情况的监督

1. 法律法规相关要求 《病原微生物实验室生物安全管理条例》第三十七条规定，实验室应当建立实验档案，记录实验室使用情况和安全监督情况。实验室从事高致病性病原微生物相关实验活动的实验档案保存期，不得少于20年。

2. 监督内容与方法 检查实验室是否建立实验档案，查看实验室使用情况和安全检查情况记录，核查高致病性病原微生物相关实验活动实验档案的保存年限是否不少于20年。

二、实验室环境布局、基本设施设备、安全防护的监督

《实验室生物安全通用要求》（GB 19489—2008）和《病原微生物实验室生物安全通用准则》（WS 233—2017）的实验室设施和设备要求中对各级实验室的环境布局、基本设施、设备等提出了具体的技术要求。两个标准的主要内容基本相同，卫生行业标准 WS 233—2017 更具体、操作性更强。下面主要介绍 WS 233—2017 中 BSL-1 和 BSL-2 实验室的相关具体要求。

（一）BSL-1 实验室

1. 应为实验室仪器设备的安装、清洁和维护、安全运行提供足够的空间。

2. 实验室应有足够的空间和台柜等摆放实验室设备和物品。

3. 在实验室的工作区外应当有存放外衣和私人物品的设施，应将个人服装与实验室工作服分开放置。

4. 进食、饮水和休息的场所应设在实验室的工作区外。

5. 实验室墙壁、顶板和地板应光滑、易清洁、防渗漏并耐化学品和消毒剂的腐蚀。地面应防滑，不得在实验室内铺设地毯。

6. 实验室台（桌）柜和座椅等应稳固和坚固，边角应圆滑。实验室台面应防水，并能耐受中等程度的热、有机溶剂、酸碱、消毒剂及其他化学剂。

7. 应根据工作性质和流程合理摆放实验室设备、台柜、物品等，避免相互干扰、交叉污染，并应不妨碍逃生和急救。台（桌）柜和设备之间应有足够的间距，以便于清洁。

8. 实验室应设洗手池，水龙头开关宜为非手动式，宜设置在靠近出口处。

9. 实验室的门应有可视窗并可锁闭，并达到适当的防火等级，门锁及门的开启方向应不妨碍室内人员逃生。

10. 实验室可以利用自然通风，开启窗户应安装防蚊虫的纱窗。如果采用机械通风，应避免气流流向导致的污染和避免污染气流在实验室之间或与其他区域之间串通而造成交叉污染。

11. 应保证实验室内有足够的照明，避免不必要的反光和闪光。

12. 实验室涉及刺激性或腐蚀性物质的操作，应在 30m 内设洗眼装置，风险较大时应设紧急喷淋装置。

13. 若涉及使用有毒、刺激性、挥发性物质，应设置适当的排风柜（罩）。

14. 若涉及使用高毒性、放射性等物质，应配备相应的安全设施设备和个体防护装备，应符合国家、地方的相关规定的要求。

15. 若使用高压气体和可燃气体，应有安全措施，应符合国家、地方的相关规定和要求。

16. 应有可靠和足够的电力供应，确保用电安全。

17. 应设应急照明装置，同时考虑合适的安装位置，以保证人员安全离开实验室。

18. 应配备足够的固定电源插座，避免多台设备使用共同的电源插座。应有可靠的接地系统，应在关键接点安装漏电保护装置或监测报警装置。

19. 应满足实验室所需用水。

20. 给水管道应设置倒流防止器或其他有效地防止回流污染的装置；给

排水管道系统应不漏水,下水应设防回流设计。

21. 应配备适用的应急器材,如消防器材、意外事故处理器材、急救器材等。

22. 应配备适用的通信设备。

23. 必要时,应配备适当的消毒、灭菌设备。

(二) BSL-2 实验室

1. 普通型 BSL-2 实验室 除应符合 BSL-1 实验室的要求外,还具备以下要求:

(1)实验室主入口的门、放置生物安全柜实验间的门应可自动关闭;实验室主入口的门应有进入控制措施。

(2)实验室工作区域外应有存放备用物品的条件。

(3)应在实验室或其所在的建筑物内配备压力蒸汽灭菌器或其他适当的消毒、灭菌设备,所配备的消毒、灭菌设备应以风险评估为依据。

(4)应在实验室工作区配备洗眼装置,必要时,应在每个工作间配备洗眼装置。

(5)应在操作病原微生物及样本的实验区内配备二级生物安全柜。

(6)应按产品设计、使用说明书的要求安装和使用生物安全柜。

(7)如果使用管道排风的生物安全柜,应通过独立于建筑物其他公共通风系统的管道排出。

(8)实验室入口应有生物危害标识,出口应有逃生发光指示标识。

2. 加强型 BSL-2 实验室 加强型 BSL-2 实验室要符合普通型的所有要求,另外还应符合以下要求:

(1)加强型 BSL-2 实验室应包含缓冲间和核心工作间。

(2)缓冲间可兼作防护服更换间。必要时,可设置准备间和洗消间。

(3)缓冲间的门宜能互锁。如果使用互锁门,应在互锁门的附近设置紧急手动互锁解除开关。

(4)实验室应设洗手池;水龙头开关应为非手动式,宜设置在靠近出口处。

(5)采用机械通风系统,送风口和排风口应采取防雨、防风、防杂物、防昆虫及其他动物的措施,送风口应远离污染源和排风口。排风系统应使用高效空气过滤器。

(6)核心工作间内送风口和排风口的布置应符合定向气流的原则,利于减少房间内的涡流和气流死角。

(7)核心工作间气压相对于相邻区域应为负压,压差不宜低于 10Pa。在核心工作间入口的显著位置,应安装显示房间负压状况的压力显示装置。

（8）应通过自动控制措施保证实验室压力及压力梯度的稳定性，并可对异常情况报警。

（9）实验室的排风应与送风连锁，排风先于送风开启，后于送风关闭。

（10）实验室应有措施防止产生对人员有害的异常压力，围护结构应能承受送风机或排风机异常时导致的空气压力载荷。

（11）核心工作间温度18～26℃，噪音应低于68dB。

（12）实验室内应配置压力蒸汽灭菌器，以及其他适用的消毒设备。

（三）BSL-3 和 BSL-4 实验室应符合《实验室生物安全通用要求》（GB 19489－2008）中 6.3、6.4 和《病原微生物实验室生物安全通用准则》（WS 233－2017）中 6.4、6.5 的要求。因目前我国各省三级、四级实验室数量有限，基层监督检查的机会少，具体要求不再详述。

现场对照标准要求，查看实验室环境布局、设施、设备及安全防护，必要时可对相关指标进行监测。

三、高致病性病原微生物实验活动的监督

（一）相关审批文件的检查

1. 从事某种高致病性病原微生物或者疑似高致病性病原微生物实验活动的批准文件

（1）法律法规相关要求：《病原微生物实验室生物安全管理条例》第二十二条规定，三、四级生物安全实验室需要从事某种高致病性病原微生物或者疑似高致病性病原微生物实验活动的，应当依照国务院卫生计生主管部门的规定报省级以上人民政府卫生计生主管部门批准。实验活动结果以及工作情况应当向原批准部门报告。这是国家取消高致病性病原微生物实验活动资格审批后，加强事中事后管理的主要举措。

（2）监督内容与方法：查阅三级、四级生物安全实验室从事某种高致病性病原微生物或者疑似高致病性病原微生物实验活动，有无取得经国家卫生健康委员会或省级卫生计生委批准颁发的《高致病性病原微生物实验活动批准证书》。

目前，实验室从事《人间传染的病原微生物名录》规定的在四级生物安全实验室进行的实验活动或者从事该实验室病原微生物名单和项目范围外的实验活动的，由国家卫生健康委审批；从事该实验室病原微生物名单和项目范围内且在三级生物安全实验室进行的实验活动，由省级卫生健康委审批，并报国家卫生健康委备案。

2. 实验室经论证可使用新技术、新方法从事高致病性病原微生物相关实验活动的证明文件

（1）法律法规相关要求：《病原微生物实验室生物安全管理条例》第二十九条规定，实验室使用新技术、新方法从事高致病性病原微生物相关实验活动的，应当符合防止高致病性病原微生物扩散、保证生物安全和操作者人身安全的要求，并经国家病原微生物实验室生物安全专家委员会论证；经论证可行的，方可使用。

（2）监督内容与方法：查阅高致病性病原微生物实验室所属单位生物安全委员会对实验室使用新技术、新方法从事高致病性病原微生物实验活动进行的评价报告和经国家病原微生物实验室生物安全专家委员会论证的书面资料，论证拟使用的新技术或新方法可行的方可使用。

3. 从事在我国尚未发现或者已经宣布消灭的病原微生物相关实验活动的资质证明文件

（1）法律法规相关要求：《病原微生物实验室生物安全管理条例》第二十八条规定，对我国尚未发现或者已经宣布消灭的病原微生物，任何单位和个人未经批准不得从事相关实验活动。

为了预防、控制传染病，需要从事前款所指病原微生物相关实验活动的，应当经国务院卫生主管部门或者兽医主管部门批准，并在批准部门指定的专业实验室中进行。

（2）监督内容与方法：查阅为了预防、控制传染病需要对从事在我国尚未发现或者已经宣布消灭的病原微生物相关实验活动的经国家卫生健康委批准的相关文件，是否在指定的实验室进行，核查相关实验活动的记录。

（二）实验活动的监督

1. 查阅高致病性病原微生物或者疑似高致病性病原微生物相关实验活动的登记及结果报告记录，是否有 2 名以上的工作人员共同进行。

2. 检查是否在同一个实验室的同一个独立安全区域内同时从事两种或者两种以上高致病性病原微生物的相关实验活动。

3. 查阅实验室工作人员出现高致病性病原微生物感染、实验室发生高致病性病原微生物泄漏的报告、处置记录。

四、菌（毒）种和样本的采集、运输和储存情况的监督

（一）法律法规相关要求

长期以来，我国主要对高致病性病原微生物菌（毒）种和样本的采集、运输有明确规定，其他均参照执行。2017 年新修订的《病原微生物实验室生物安全通用准则》（WS 233—2017）专设一节 7.3，对菌（毒）种及感染性样本的管理制定了明确的要求，卫生监督有了监管依据。准则要求实验室应有 2 名工作人员负责菌（毒）种及感染性样本的管理，应具备菌（毒）种及感染性样本适

宜的保存区域和设备,保存区域应有消防、防盗、监控、报警、通风和温湿度监测与控制等设施,保存设备应有防盗和温度监测与控制措施,高致病性病原微生物菌(毒)种及感染性样本的保存应实行双人双锁,菌(毒)种及感染性样本在使用过程中应有专人负责,入库、出库及销毁应记录并存档。销毁菌(毒)种应在相应生物安全实验室内进行,有两人共同操作,并应当对销毁过程进行严格监督和记录。

《病原微生物实验室生物安全管理条例》第九条对采集病原微生物样本应具备的条件进行了规定,一是具有与采集病原微生物样本所需要的生物安全防护水平相适应的设备;二是具有掌握相关专业知识和操作技能的工作人员;三是具有有效地防止病原微生物扩散和感染的措施;四是具有保证病原微生物样本质量的技术方法和手段。

(二)监督内容与方法

检查菌毒种和生物阳性标本采集、保存、使用、运输和销毁情况的记录。是否有 2 名以上保管人员负责传染病菌种、毒种的管理。设置专库或专柜单独保藏菌毒种,并实行双锁管理。对菌、毒种库内温度、湿度、通风及冰箱、冰柜等毒种保藏设备的运转情况进行定期检查。领用和发放菌、毒种时填写《菌、毒种领取申请表》,并有 2 人参加。采集病原微生物样本由掌握相关专业知识、操作技能的工作人员进行和具有有效地防止病原微生物扩散和感染的措施等条件。现场查看设施、保藏条件、相关记录等情况。核查实验室在相关实验活动结束后将病原微生物菌(毒)种和样本就地销毁或送交保藏机构保管的记录。

监督检查采集病原微生物样本时,是否具备相应的条件。采集高致病性病原微生物样本的工作人员在采集过程中采取的防止病原微生物扩散和感染的措施是否符合要求,对样本的来源、采集过程和方法等有无详细记录。

(三)高致病性病原微生物菌(毒)种或者样本的运送

1. 查阅运输高致病性病原微生物菌(毒)种或样本的批准文件,《可感染人类的高致病性病原微生物菌(毒)种或样本准运证书》。在省内运输高致病性病原微生物菌(毒)种或样本由省级卫生计生委批准,颁发《可感染人类的高致病性病原微生物菌(毒)种或样本准运证书》;跨省运输的由省级卫生计生委初审,报国家卫生健康委颁发准运证书;向中国疾病预防控制中心运送高致病性病原微生物菌(毒)种或样本的,由中国疾病预防控制中心审批颁发准运证书。

2. 监督检查运输高致病性病原微生物菌(毒)种或者样本的条件是否符合《病原微生物实验室生物安全管理条例》第十二条规定,是否有专人护送,护送人员不少于 2 名。《病原微生物实验室生物安全管理条例》第十一条规定,运输高致病性病原微生物菌(毒)种或者样本,应当具备下列条件:①运输目的、高致病性病原微生物的用途和接收单位符合国务院卫生计生主管部门或者兽医主管部门的规定;②高致病性病原微生物菌(毒)种或者样本的容器应当密封,容器或者包装材料还应当符合防水、防破损、防外泄、耐高(低)温、耐高压的要求;③容器或者包装材料上应当印有国务院卫生计生主管部门或者兽医主管部门规定的生物危险标识、警告用语和提示用语。

3. 查阅高致病性病原微生物菌(毒)种和样本运输过程中发生被盗、被抢、丢失、泄漏后的报告记录。

（四）保藏机构菌(毒)种和样本储存管理监督检查

1. 国家对病原微生物菌(毒)种实行集中保存管理,《病原微生物实验室生物安全管理条例》第十四条规定,国务院卫生计生主管部门或者兽医主管部门指定的菌(毒)种保藏中心或者专业实验室(以下称保藏机构),承担集中储存病原微生物菌(毒)种和样本的任务。

保藏机构储存实验室送交的病原微生物菌(毒)种和样本,并向实验室提供病原微生物菌(毒)种和样本。应当制定严格的安全保管制度,作好病原微生物菌(毒)种和样本进出和储存的记录,建立档案制度,并指定专人负责。对高致病性病原微生物菌(毒)种和样本应当设专库或者专柜单独储存。

2.《病原微生物实验室生物安全管理条例》第十五条、第十六条规定保藏机构应当凭实验室依照本条例的规定取得的从事高致病性病原微生物相关实验活动的批准文件,向实验室提供高致病性病原微生物菌(毒)种和样本,并予以登记。

实验室在相关实验活动结束后,应当依照国务院卫生计生主管部门的规定,及时将病原微生物菌(毒)种和样本就地销毁或者送交保藏机构保管。

保藏机构接受实验室送交的病原微生物菌(毒)种和样本,应当予以登记,并开具接收证明。

3. 保藏机构的资格证书　查阅国家级或省级菌(毒)种保藏中心、保藏专业实验室取得的由国家卫生健康委颁发的《人间传染的病原微生物菌(毒)种保藏机构证书》,是否合法有效(有效期 5 年)。2017 年 9 月,原国家卫生计生委正式指定中国疾病预防控制中心病原微生物菌(毒)种保藏中心为国家级人间传染的病原微生物菌(毒)种保藏中心。该中心将按照规定接收、检定、集中储存与管理菌(毒)种或样本,向合法从事病原微生物实验活动的单位提供菌(毒)种或样本,出具国家标准菌(毒)株证明,并在菌(毒)种技术研究、业务培训等方面发挥国家级保藏中心的职责。

监督执法依据是《人间传染的病原微生物菌(毒)种保藏机构管理办法》

第十二条、第十六条。

4. 查阅安全保管制度、病原微生物菌（毒）种和样本进出与储存的记录。进出记录是否包括日期、数量、经办人、去向等信息；储存记录是否包括地点、数量、负责人等信息，其依据是《人间传染的病原微生物菌（毒）种保藏机构设置技术规范》（WS 315—2010）7.3。

5. 查阅接受实验室提交的病原微生物菌（毒）种及样本的登记和开具接收证明情况。

6. 查阅向实验室提供高致病性病原微生物菌（毒）种和样本的登记，核查实验室提交的从事高致病性病原微生物相关实验活动的批准文件。

7. 检查高致病性病原微生物菌（毒）种和样本设专库或者专柜单独储存的情况，实行双人双锁负责制管理情况，出库和入库记录存档情况。

8. 查阅高致病性病原微生物菌（毒）种和样本储存过程中发生被盗、被抢、丢失、泄漏后的报告记录。

发生高致病性病原微生物菌（毒）种和样本泄漏、丢失等意外时的处理要求，《病原微生物实验室生物安全管理条例》第十七条规定：高致病性病原微生物菌（毒）种或者样本在运输、储存中被盗、被抢、丢失、泄漏的，承运单位、护送人、保藏机构应当采取必要的控制措施，并在 2 小时内分别向承运单位的主管部门、护送人所在单位和保藏机构的主管部门报告，同时向所在地的县级人民政府卫生主管部门或者兽医主管部门报告，发生被盗、被抢、丢失的，还应当向公安机关报告；接到报告的卫生主管部门或者兽医主管部门应当在 2 小时内向本级人民政府报告，并同时向上级人民政府卫生主管部门或者兽医主管部门和国务院卫生主管部门或者兽医主管部门报告。

县级人民政府应当在接到报告后 2 小时内向设区的市级人民政府或者上一级人民政府报告；设区的市级人民政府应当在接到报告后 2 小时内向省、自治区、直辖市人民政府报告。省、自治区、直辖市人民政府应当在接到报告后 1 小时内，向国务院卫生主管部门或者兽医主管部门报告。

任何单位和个人发现高致病性病原微生物菌（毒）种或者样本的容器或者包装材料，应当及时向附近的卫生主管部门或者兽医主管部门报告；接到报告的卫生主管部门或者兽医主管部门应当及时组织调查核实，并依法采取必要的控制措施。

五、实验室感染控制的监督

（一）监督内容与方法

主要查看从事的实验活动是否与实验室防护级别相适应，是否按照实验室生物安全操作规程进行操作,使用后的器材、设备清洗消毒是否符合要求,废弃的培养基、组织、体液和废弃物在运出实验室之前是否就地进行消毒灭菌,达到生物学安全后再按感染性废物收集转运。对使用的压力蒸汽灭菌器是否进行工艺、化学监测,并定期进行生物监测。使用的消毒剂、消毒器械是否合法、有效,索取消毒产品生产企业卫生许可证、卫生安全评价报告或新消毒产品卫生许可批件等相关证明材料,使用方法、剂量是否符合规定要求。实验室发生事故时是否启动应急处置预案,开展调查及采取控制措施,进行报告。

（二）消毒、灭菌方法的原则

1. 及时消毒、彻底消毒、有效消毒　实验时发生污染应立即消毒;实验中用过的耗材立即在消毒液中浸泡;实验结束立即对实验环境进行消毒处理(擦洗、消毒工作台、地面,开紫外线灯照射 1 小时以上),实验人员清洗、消毒双手。实验废弃物及时消毒或灭菌。对需消毒的物品要采取彻底的消毒措施,不留死角。浸泡时要完全浸没,擦拭时要均匀地擦拭到各个角落。定期检测消毒或灭菌效果保证消毒的有效性。

2. 采用的消毒剂、消毒器械应有备案的卫生安全评价报告或新消毒产品卫生许可批件消毒产品在有效期内使用,应按照产品说明书标识的使用范围、使用浓度(或强度)、作用时间和作用方法进行消毒操作,使用中的消毒剂应按要求及时更换。

3. 根据消毒对象和微生物的种类、数量和危害性选择消毒、灭菌的方法　对受到致病性芽胞菌、真菌孢子、分枝杆菌和经血传播病原体(乙型肝炎病毒、丙型肝炎病毒等)污染的物品,选用高水平消毒法或灭菌法。对受到真菌、亲水病毒、螺旋体、支原体、衣原体等病原微生物污染的物品,选用中水平以上的消毒方法。对受到一般细菌和亲脂病毒等污染的物品,可选用中水平或低水平消毒法。对存在较多有机物保护或微生物污染特别严重的物品消毒时,应加大消毒剂的使用剂量和(或)延长消毒作用时间。

4. 减少对人体的伤害、对物品的破坏,对环境的污染　耐高温、耐湿的物品和器材,应首选压力蒸汽灭菌;耐高温的玻璃器材、油剂类和干粉类等可选用干热灭菌。不耐热、不耐湿,以及贵重物品,可选择环氧乙烷或低温蒸气甲醛气体消毒、灭菌。贵重仪器表面如果没有受到芽胞的污染可用75%酒精或60%的异丙醇擦拭消毒。器械的浸泡灭菌,应选择对金属基本无腐蚀性的灭菌剂。

选择表面消毒方法,应考虑表面性质,光滑表面可选择紫外线近距离照射,或液体消毒剂擦拭;多孔材料表面可采用喷雾消毒法。

人体消毒应选择对人体皮肤黏膜刺激性小的消毒剂。实施消毒时对呼吸道、眼黏膜、皮肤等部位做好个人防护。

（三）实验室废物处理

实验室废物处理要符合《医疗废物管理条例》《实验室 生物安全通用要求》（GB 19489—2008）7.19、《病原微生物实验室生物安全通用准则》（WS 233—2017）7.8 和《临床实验室废物处理原则》（WS/T 249—2005）法律法规、标准规范等相关规定。实验室应有专人负责实验室废物的处理，实验室废弃物应分类收集，就地使用内循环式压力蒸汽灭菌器进行灭活后按照感染性废物处置。

（四）个人防护

现场查看工作人员的防护用品的配备使用、洗手操作等防护执行情况。

第四节　违法行为处理

一、违法行为处理

具体见表7-2。

表7-2　病原微生物实验室生物安全违法行为处理参考表

序号	违法行为	违法条款	处罚依据
1	未经批准从事某种高致病性病原微生物或者疑似高致病性病原微生物实验活动	《病原微生物实验室生物安全管理条例》第二十二条	《病原微生物实验室生物安全管理条例》第五十六条
2	生物安全实验室未在明显位置标示国务院卫生计生主管部门规定的生物危险标识和生物安全实验室级别标志	《病原微生物实验室生物安全管理条例》第三十九条、《实验室生物安全通用要求》（GB 19489—2008）7.4.7.6、《病原微生物实验室生物安全通用准则》（WS 233—2017）6.3.1.9	《病原微生物实验室生物安全管理条例》第六十条第（一）项
3	取得高致病性或疑似高致病性病原微生物实验活动审批的实验室，实验活动结束后未向原批准部门报告实验活动结果以及工作情况	《病原微生物实验室生物安全管理条例》第二十二条第一款	《病原微生物实验室生物安全管理条例》第六十条第（二）项

续表

序号	违法行为	违法条款	处罚依据
4	未依照规定采集病原微生物样本，或者对所采集样本的来源、采集过程和方法等未作详细记录	《病原微生物实验室生物安全管理条例》第九条	《病原微生物实验室生物安全管理条例》第六十条第(三)项
5	新建、改建或者扩建一级、二级实验室未向设区的市级卫生计生主管部门备案	《病原微生物实验室生物安全管理条例》第二十五条	病原微生物实验室生物安全管理条例》第六十条第(四)项
6	未依照规定定期对工作人员进行培训，或工作人员考核不合格允许其上岗，或者批准未采取防护措施的人员进入实验室	《病原微生物实验室生物安全管理条例》第三十四条、第三十五条第二款	病原微生物实验室生物安全管理条例》第六十条第(五)项
7	实验室工作人员未遵守实验室生物安全技术规范操作规程	《病原微生物实验室生物安全管理条例》第三十二条第二款	病原微生物实验室生物安全管理条例》第六十条第(六)项
8	未依照规定建立或者保存实验档案	《病原微生物实验室生物安全管理条例》第三十七条	病原微生物实验室生物安全管理条例》第六十条第(七)项
9	未依照规定制定实验室感染应急处置预案并备案	《病原微生物实验室生物安全管理条例》第四十条	病原微生物实验室生物安全管理条例》第六十条第(八)项
10	未建立健全安全保卫制度，或者未采取安全保卫措施	《病原微生物实验室生物安全管理条例》第三十三条	《病原微生物实验室生物安全管理条例》第六十一条
11	未经批准运输高致病性病原微生物菌(毒)种或者样本，或者承运单位经批准运输高致病性病原微生物菌(毒)种或者样本未履行保护义务，导致高致病性病原微生物菌(毒)种或者样本被盗、被抢、丢失、泄漏	《病原微生物实验室生物安全管理条例》第十一条第二款、第十三条第二款	《病原微生物实验室生物安全管理条例》第六十二条

序号	违法行为	违法条款	处罚依据
12	实验室在相关实验活动结束后,未依照规定及时将病原微生物菌(毒)种和样本就地销毁或者送交保藏机构保管	《病原微生物实验室生物安全管理条例》第十六条第一款	《病原微生物实验室生物安全管理条例》第六十三条第(一)项
13	实验室使用新技术、新方法从事高致病性病原微生物相关实验活动未经国家病原微生物实验室生物安全专家委员会论证	《病原微生物实验室生物安全管理条例》第二十九条	《病原微生物实验室生物安全管理条例》第六十三条第(二)项
14	未经批准擅自从事在我国尚未发现或者已经宣布消灭的病原微生物相关实验活动	《病原微生物实验室生物安全管理条例》第二十八条第一款	《病原微生物实验室生物安全管理条例》第六十三条第(三)项
15	在未经指定的专业实验室从事在我国尚未发现或者已经宣布消灭的病原微生物相关实验活动	《病原微生物实验室生物安全管理条例》第二十八条第二款	《病原微生物实验室生物安全管理条例》第六十三条第(四)项
16	在同一个实验室的同一个独立安全区域内同时从事两种或两种以上高致病性病原微生物相关实验活动	《病原微生物实验室生物安全管理条例》第三十六条	《病原微生物实验室生物安全管理条例》第六十三条第(五)项
17	实验室工作人员出现该实验室从事的病原微生物相关实验活动有关的感染临床症状或体征及实验室发生高致病性病原微生物泄漏时,实验室负责人、实验室工作人员、负责实验室感染控制的专门机构或人员未依照规定报告,或未依照规定采取控制措施	《病原微生物实验室生物安全管理条例》第四十三条	《病原微生物实验室生物安全管理条例》第六十五条

序号	违法行为	违法条款	处罚依据
18	拒绝接受卫生计生主管部门依法开展有关高致病性病原微生物扩散的调查取证、采集样品等活动或者依法采取有关预防、控制措施	《病原微生物实验室生物安全管理条例》第五十条	《病原微生物实验室生物安全管理条例》第六十六条
19	发生病原微生物被盗、被抢、丢失、泄漏，承运单位、护送人、保藏机构和实验室的设立单位未依法报告	《病原微生物实验室生物安全管理条例》第十七条	《病原微生物实验室生物安全管理条例》第六十七条
20	保藏机构未依照规定储存实验室送交的菌（毒）种和样本，或者未依照规定提供菌（毒）种和样本	《病原微生物实验室生物安全管理条例》第十四条	《病原微生物实验室生物安全管理条例》第六十八条
21	县级以上人民政府卫生计生行政部门，未依法履行实验室及其实验活动监督检查职责	《病原微生物实验室生物安全管理条例》第四十九条第（四）项	《病原微生物实验室生物安全管理条例》第六十九条

二、案例介绍

（一）案例 1

1. 案由　某研究机构未向卫生行政部门备案从事实验活动案。

2. 案情简介　2012 年，某省卫生监督机构对某研究机构进行监督检查时发现，其微生物研究室、微生物检测室、医学遗传学与基因工程重点实验室、风湿与肿瘤生物学实验室、细胞培养室、分子生物学实验室等一级、二级生物安全实验室均未向辖区的市级卫生计生行政部门进行备案；未配备熟悉生物安全管理的人员和未定期对实验室生物安全进行监督检查；细胞实验室Ⅲ内工作人员未穿防护服，穿着拖鞋进行实验操作，操作不符合生物安全规程；未采用合法有效的消毒方法，未对消毒效果进行检测等。

3. 案情分析　该单位从事与病原微生物菌（毒）种、样本研究、检测的实验室没有向辖区的市级卫生计生行政部门备案，工作人员未遵守实验室生物安全技术规范和操作规程。

4. 处理结果　该机构的行为违反了《病原微生物实验室生物安全管理条例》第二十五条、第三十二条的规定，依据《病原微生物实验室生物安全管理条例》第六十条第(四)项、第(六)项的规定,对该机构给予警告的行政处罚,并同时责令立即改正违法行为。

（二）案例 2

1. 案由 某医院邮寄菌种标本中途被盗案。

2. 案情简介 2009 年春天,某市级医院从住院两例肺部感染患者的呼吸道分泌物标本中,分离出两株疑似耐药结核杆菌,需要省结核病防治所进行鉴定。该院将标本装入容器内,经快递公司寄出。2 天后,该医院询问省结核病防治所是否如期收到标本,获知没有后,遂向快递公司查询。原来发现快递员在送递标本时,在某客户楼下丢失了几件物品,其中就有这件标本。因为该标本包装上并无生物危险等标识,快递公司送货时和普通物品一起很随意丢在车上。快递公司和医院发现此情况后马上报案,当地公安部门立即成立专案组,对快递运送路线、地点进行调查、取证,经过几天的努力终于找到偷窃包裹的小偷,并在其住处的床底下找到盛装标本的包裹。值得庆幸的是被偷的包裹还未被小偷打开,标本完好找回。

3. 处理结果 此事件发生后当地公安部门立即向公安部、原卫生部进行报告。原卫生部下发紧急通知要求对病原微生物菌(毒)种和样本进行监督检查,防止类似事件的发生。

本案中被偷的结核杆菌标本,危害程度属于第二类,是高致病性病原微生物。其违法事实主要有 3 个方面:一是运送未经省级卫生行政部门批准;二是包装容器无生物危险标识、警示用语和提示用语;三是用快递寄送样本,没有专人护送。违反了《病原微生物实验室生物安全管理条例》第十一条和第十二条的规定,应依据《病原微生物实验室生物安全管理条例》第六十二条的规定给予该医院警告的行政处罚。

第八章
突发重大传染病疫情防控卫生监督

第一节　概　述

突发重大传染病疫情防控卫生监督的主要依据是《传染病防治法》《突发公共卫生事件应急条例》《国家突发公共卫生事件应急预案》《医疗废物管理条例》《医疗卫生机构医疗废物管理办法》《传染病防治卫生监督工作规范》等相关法律、法规、标准和规范。在传染病疫情控制日常卫生监督基础上，针对传染病引起的重大突发公共卫生事件，以控制疫情为目的，在当地政府及卫生计生行政部门的领导下，对医疗机构、疾病预防控制机构的应急准备、疫情报告、疫情控制、消毒隔离等应急处理措施进行的综合督导、检查。

突发重大传染病疫情是指某种传染病在短时间内发生，波及范围广泛，出现大量的病人或死亡病例，其发病率远远超过常年的发病水平，不但严重影响人民群众的身体健康，而且严重影响社会、经济的稳定和发展。如1988年上海发生的甲型肝炎暴发、2002年冬季到2003年春季肆虐全球的严重急性呼吸综合征——传染性非典型肺炎（SARS）、2004年青海发生的鼠疫疫情、2009年北京等地出现的甲型H1N1流感病毒流行、2015年浙江等地发生的H7N9人感染高致病性禽流感疫情、2016年广东出现的登革热疫情，2016—2017年寨卡疫情等。这些突发传染病疫情，严重影响了人民群众的身体健康。

中华人民共和国成立以来，我国高度重视重大传染病疫情的控制工作，发生重大传染病疫情突发公共卫生事件后，县级以上地方卫生计生行政部门具体负责组织重大传染病疫情突发事件的调查、控制和医疗救治等工作；综合监督执法机构在同级卫生计生行政部门的领导下，依法开展对医疗机构、疾病预防控制机构突发公共卫生事件应急处置各项措施落实情况的监督检查和督查。

一、有关概念

（一）突发公共卫生事件

突发公共卫生事件是指突然发生，造成或者可能造成社会公众健康严重损害的重大传染病疫情、群体性不明原因疾病、重大食物和职业中毒以及其他严重影响公众健康的事件。

（二）重大传染病疫情

主要指特别重大（Ⅰ级）和重大（Ⅱ级）的突发公共卫生事件，由国家卫生健康委出台相关疫情控制指南。综合监督执法机构主要是根据发生的重大传染病突发公共卫生事件的响应级别，监督检查和督导相关控制措施的落实情况。

（三）突发公共卫生事件分级

根据突发公共卫生事件性质、危害程度和涉及范围，突发公共卫生事件划分为特别重大（Ⅰ级）、重大（Ⅱ级）、较大（Ⅲ级）和一般（Ⅳ级）共4级。其中，特别重大突发公共卫生事件主要包括：①肺鼠疫、肺炭疽在大、中城市发生并有扩散趋势，或肺鼠疫、肺炭疽疫情波及2个以上的省份，并有进一步扩散趋势。②发生传染性非典型肺炎、人感染高致病性禽流感病例，并有扩散趋势。③涉及多个省份的群体性不明原因疾病，并有扩散趋势。④发生新传染病或我国尚未发现的传染病发生或传入，并有扩散趋势，或发现我国已消灭的传染病重新流行。⑤发生烈性病菌株、毒株、致病因子等丢失事件。⑥周边以及与我国通航的国家和地区发生特大传染病疫情，并出现输入性病例，严重危及我国公共卫生安全的事件。⑦国务院卫生计生行政部门认定的其他特别重大突发公共卫生事件。

二、卫生监督职责

发生重大传染病突发公共卫生事件时，在同级卫生计生行政部门的领导和统一部署下，综合监督执法机构的工作职责为：一是各级综合监督执法机构应设置部门或专职人员统一协调重大传染病防控应急卫生监督工作。二是开展对医疗机构、疾病预防控制机构等重大传染病疫情突发公共卫生事件应急处理各项措施落实情况的督导、监督检查。三是协助卫生计生行政部门依据《突发公共卫生事件应急条例》和有关法律法规，调查处理重大传染病疫情突发公共卫生事件应急工作中的违法行为。四是上级综合监督执法机构负责对下级综合监督执法机构应急监督工作的培训、督导和检查。

第二节　执 法 依 据

一、法律法规

1.《传染病防治法》。

2.《突发公共卫生事件与应急条例》。

3.《医疗废物管理条例》。

4.《突发公共卫生事件与传染病疫情监测信息报告管理办法》。

二、规范性文件

1.《国家突发公共卫生事件相关信息报告管理规范（试行）》（卫办应急发〔2005〕288 号）。

2.《国家突发公共卫生事件应急预案》。

3.《传染病信息报告管理规范》（国卫办疾控发〔2015〕53 号）。

三、法律法规具体规定

（一）《传染病防治法》

《传染病防治法》对于重大传染病的监督管理条款主要有第十八条、第三十条、第三十三条、第四十二条、第四十三条、第四十五条、第四十九条等。其中，第十八条第（一）至第（八）项明确规定了疾病预防控制机构在传染病预防中的八项职责。同时，明确了国家、省级和设区的市、县级疾病预防控制机构对重大传染病流行趋势的预测，提出预防控制对策，参与并指导对暴发的疫情进行调查处理，开展传染病病原学鉴定，建立检测质量控制体系，开展应用性研究和卫生评价，以及负责传染病预防控制规划、方案的落实，组织实施免疫、消毒、控制病媒生物危害，普及传染病防治知识，负责本地区疫情和突发公共卫生事件监测、报告，开展流行病学调查和常见病原微生物检测等职责。

第三十条是关于专业机构传染病报告制度的规定。一是建立传染病报告制度；二是传染病疫情报告的主体；三是传染病报告的内容；四是传染病报告的属地原则；五是传染病报告的内容、程序、方式和时限；六是军队医疗机构报告传染病疫情的规定。

第三十三条有 3 项主要内容：一是疾病预防控制机构对传染病疫情信息的处理规定；二是疾病预防控制机构对接到的甲类和乙类传染病疫情或者发现传染病暴发、流行时的报告程序的规定；三是疾病预防控制机构通过设立或者指定专门的部门、人员负责传染病疫情信息管理工作的规定。

第四十二条是关于在发生传染病暴发、流行时，县级以上地方人民政府采取紧急措施的规定。根据本条款规定，采取紧急措施时，必须同时具备以下三个条件：一是传染病暴发、流行；二是控制疫情确实需要采取紧急措施；三是必须报上一级人民政府批准。

第四十三条是关于对发生甲、乙类传染病暴发、流行时，决定宣布疫区以及封锁疫区、解除疫区的条件及权限的规定。

第四十五条是关于传染病疫情暴发、流行时，为了采取预防控制措施，紧急调集人员、征用物资等事项的规定。

第四十九条是关于传染病暴发、流行时，防治传染病的药品和医疗器械的生产、供应、运输保障的规定。

（二）《突发公共卫生事件应急条例》

《突发公共卫生事件应急条例》是依照《传染病防治法》的有关规定，特别是针对 2003 年防治传染性非典型肺炎工作中暴露出的突出问题而制定的，为抗击传染性非典型肺炎提供了有力的法律武器。

《突发公共卫生事件应急条例》共六章五十四条，包括总则、预防与应急准备、报告与信息发布、应急处理、法律责任和附则。该条例着重解决突发公共卫生事件应急处理工作中存在的信息渠道不畅、信息统计不准、应急反应不快、应急准备不足等问题，旨在建立统一、高效、有权威的突发公共卫生事件应急处理机制。《突发公共卫生事件应急条例》的颁布实施是我国公共卫生事业发展史上的一个里程碑，标志着中国将突发公共卫生事件应急处置纳入了法制轨道。

《突发公共卫生事件应急条例》第十三条明确规定了地方各级人民政府应当依照法律、行政法规的规定，做好传染病预防和其他公共卫生工作，防范突发事件的发生。县级以上各级人民政府卫生计生行政主管部门和其他有关部门，应当对公众开展突发事件应急知识的专门教育，增强全社会对突发事件的防范意识和应对能力。该条例对卫生监督提出了 4 个方面的要求：一是对传染病的预防、治疗、监测、控制和医疗机构、疾病预防控制机构的疫情报告、疫情管理措施进行监督检查和现场调查；二是对医疗机构、留验站的隔离、消毒、防护和医疗废弃物的处理、公共场所的消毒、密切接触者的医学观察、疫点的环境消毒进行监督检查；三是生产、经营和使用单位的消毒产品、防护用品的质量进行监督检查，及时提出预防和控制措施的建议；四是责令被检查单位或者个人限期改进传染病防治管理工作，并对违法行为进行处罚。

《突发公共卫生事件应急条例》第二章对包括重大传染病疫情在内的各类突发公共卫生事件的应急准备进行了明确的规定。综合监督执法机构在重大传染病疫情突发公共卫生事件发生时的应急准备及其工作要求归纳为以下4个方面：

1. 组建应急队伍 各级综合监督执法机构应建立训练有素的重大传染病疫情突发公共卫生事件应急处置卫生监督队伍。

2. 培训与演练 各级综合监督执法机构应该有针对性地对卫生监督员进行应急培训，卫生监督员应该掌握重大传染病疫情应急相关法律、法规和预案，熟悉突发公共卫生事件报告要求、响应和处理程序，掌握突发公共卫生事件对违法案例调查、取证、处理的方法与技能。

3. 应急卫生监督预案落实情况的检查 各级综合监督执法机构应该每年对突发公共卫生事件应急卫生监督预案的落实情况进行一次自查，上级综合监督执法机构对下级进行一次督导检查。

4. 物质准备 首先是执法相关资料的准备，如突发公共卫生事件相关的法律法规、标准规范及卫生应急预案等；其次是执法文书准备，如现场笔录、询问笔录、卫生行政控制决定书、卫生监督意见书、证据先行登记保存决定书、保存证据通知书、采样记录、样品标记、封条等；第三是取证工具及办公设备配置，以及现场快速监测仪器设备的准备：如室内空气监测仪器、消毒效果监测设备和个人防护用品准备等。

（三）《国家突发公共卫生事件应急预案》

2006年2月26日颁布实施。该预案分为总则，应急组织体系及职责，突发公共卫生事件的监测、预警与报告，突发公共卫生事件的应急反应和终止，善后处理，突发公共卫生事件应急处置的保障，预案管理与更新和附则共8个部分。

其中，1.3条对突发公共卫生事件进行了分级，根据突发公共卫生事件性质、危害程度、涉及范围，将突发公共卫生事件划分为特别重大（Ⅰ级）、重大（Ⅱ级）、较大（Ⅲ级）和一般（Ⅳ级）4级，并对特别重大突发公共卫生事件条件作了明确规定。2.4条明确了卫生监督机构是突发公共卫生事件应急处理的专业技术机构。4.2.5条规定了卫生监督机构在突发公共卫生事件应急处理中的3项职能。6.1.4条对卫生执法监督体系提出了具体要求：国家建立统一的卫生执法监督体系；各级卫生计生行政部门要明确职能，落实责任，规范执法监督行为，加强卫生执法监督队伍建设；对卫生监督人员实行资格准入制度和在岗培训制度，全面提高卫生执法监督的能力和水平。

（四）《医疗卫生机构医疗废物管理办法》

涉及突发重大传染病防控的条款为第十一条。其中，第十一条第（八）项是关于"隔离的传染病病人或者疑似传染病病人产生的具有传染性的排泄物，应当按照国家规定严格消毒，达到国家规定的排放标准后方可排入污水处理系统"的规定;第十一条第(九)项是关于"隔离的传染病病人或者疑似传染病病人产生的医疗废物应当使用双层包装物,并及时密封"的规定。

第三节　监督检查内容与方法

突发重大传染病疫情防控卫生监督的内容包括应急准备、疫情报告、疫情控制、消毒隔离措施、医疗废物处置和建筑工地等人群密集单位的卫生监督。《传染病防治卫生监督工作规范》第三十四条规定了在传染病疫情暴发、流行期间,县级以上地方卫生计生行政部门及其综合监督执法机构应当重点对医疗卫生机构传染病疫情报告、疫情控制措施等进行监督检查。

一、应急准备的监督

1. 检查内容

(1)建立应急处置队伍:各级医疗卫生机构应建立训练有素的重大传染病疫情突发公共卫生事件应急处置队伍。

(2)应急人员培训与应急演练:各级医疗卫生机构应该有针对性地对应急人员进行应急培训,使应急人员掌握重大传染病疫情应急相关法律、法规和预案,熟悉突发公共卫生事件报告要求、响应和处理程序,掌握突发公共卫生事件处置方法与技能。

(3)应急预案的落实:各级医疗卫生机构应该每年对突发公共卫生事件应急预案的落实情况进行自查。

(4)物质准备:各级医疗卫生机构应准备应急医疗设备、器械用品、消杀药品和器械。

2. 检查方法　查阅该单位传染病防治应急工作方案、成立应急处置队伍的文件、培训及应急演练资料,现场查看物质的准备情况。

二、疫情报告的监督

县级以上地方卫生计生行政部门及其综合监督执法机构应当按照相关法律、行政法规和有关规定对疫情报告的情况进行检查。检查医疗卫生机构、学校、托幼机构以及公共场所是否制定重大突发传染病疫情报告管理制度,现场核实具备网络直报条件的医疗卫生机构的传染病网络直报运转情况,对不具备网络直报条件的医疗卫生机构、学校托幼机构以及公共场所则现场核实相关电话、传真记录以确定是否存在隐瞒、缓报、谎报或者授意他人隐瞒、缓报、谎报的行为。

1. 医疗机构　重点检查传染病疫情报告管理制度内容是否包括传染病

诊断、登记、报告、检查等；是否明确疫情报告管理部门以及责任疫情报告人；门诊工作日志登记项目是否齐全，登记率是否符合要求；是否有临床异常诊断信息的快速反应流程、临床异常诊断信息处理记录；感染性疾病科或传染病分诊点等关键部门是否有对特定传染病的诊断与报告；对发生的重大突发传染病疫情是否于 2 小时内按规定向当地疾病预防控制机构报告，是否按照卫生计生行政部门的要求对相关传染病实行日报告。

2. 疾病预防控制机构　重点检查传染病疫情报告管理制度内容是否包括传染病疫情报告、审核、分析、值班记录等；是否明确疫情报告管理部门以及责任疫情报告人；是否及时对报告的重大突发传染病疫情信息进行审核确认，并开展疫情分析、调查与核实；在发生重大突发传染病疫情时，是否根据需要随时做出专题分析报告。

是否有重大突发传染病疫情监测管理制度，是否明确专人负责疫情监测，是否按要求开展监测工作，是否及时分析监测数据并按时上报，监测资料是否齐全。

3. 人群密集单位　如对学校重点检查是否有学生晨检、全日健康观察、因病缺勤病因追查登记簿、病愈返校证明、疑似传染病患者及病因排查登记簿；是否按照相关要求对发生的重大突发传染病疫情向属地疾病预防控制机构报告；其中托幼机构还应是否有工作人员和儿童入园及定期健康检查记录，是否做好入园儿童预防接种证的查验工作。

三、疫情控制措施的监督

1. 医疗机构　重点检查是否建立传染病预检、分诊制度，是否制定应急处置预案，是否设置应急处置队伍；是否按要求设立感染性疾病科（二级以上综合医院）或相对独立的传染病分诊点（未设立感染性疾病科的医疗机构），是否有专人负责，是否配备体温表、消毒液和必要的个人防护用品（包括医用防护口罩、帽子、隔离衣等）；对预检为传染病患者或疑似传染病患者是否分诊至定点医疗机构或专人引导至相应科室就诊，是否对传染病病人或疑似传染病病人接触的环境和物品采取必要的消毒措施，是否按照规定对传染病病人或者疑似传染病病人及其密切接触者采取相应的隔离控制措施。

2. 疾病预防控制机构　重点检查是否对重大传染病疫情开展流行病学调查，根据调查情况提出划定疫点、疫区的建议，流行病学调查资料项目是否齐全、保存完整；是否及时对疫点、疫区进行卫生学处理，是否进行终末消毒效果评价，相关记录是否齐全；是否向卫生计生行政部门提出疫情控制方案；是否对医疗机构外死亡的传染病患者或者疑似传染病患者的尸体进行消毒处理；消毒产品、消毒用具和个人防护用品是否能满足疫情处置需要；是否按照传染病分类管理的原则对密切接触者在指定场所进行医学观察和采取必要的医学干预措施；是否对下级疾病预防控制机构、医疗机构及有关单位对传染病疫情的处理进行培训指导；是否开展健康教育与卫生防病知识宣传，内容是否与暴发流行的传染病有关。加强应急储备的消毒、杀虫药物的监督检查，必要时抽查卫生质量。

四、消毒隔离措施的监督

1. 医疗机构　重点检查是否建立消毒管理组织、消毒管理制度；是否进行分类隔离治疗，隔离场所是否符合规定要求；重大突发传染病疑似患者确诊前是否在指定场所单独隔离治疗；是否有对密切接触者在指定场所进行医学观察并采取必要预防性服药、应急接种等预防措施；医务人员进入传染病病人诊疗场所（如门诊、病房、隔离和医学观察场所等）的个人防护是否符合防控要求，密切接触患者时，是否根据病种和传染性的严重程度采取加强防护措施（如护目镜或防护面罩等），是否为就诊的呼吸道患者提供医用口罩；是否按规定要求对传染病病原体污染的环境、物品以及医疗废物实施消毒或者无害化处置。是否按规定对传染病患者尸体进行卫生处理，是否对运送车辆进行消毒处理，是否有相关记录。是否按规定对消毒效果进行检测，检测结果是否符合国家标准和规范的要求。必要时对使用的消毒产品进行自检。

不具备传染病救治能力的医疗机构，是否及时将患者转诊到具备救治能力的医疗机构诊疗，并将病历资料复印件转至相应的医疗机构，并做好终末消毒，是否有相关记录。

2. 人群密集单位　重点检查是否建立健全传染病预防控制制度和卫生消毒制度，配备的卫生技术人员或保健老师是否符合要求、掌握相关知识。是否及时设立（临时）隔离室，对疑似传染病例及密切接触者采取有效的分类隔离控制措施；隔离室内环境、物品是否及时实施随时性消毒与终末消毒。现场检查空气、环境表面、物品是否进行有效的清洗消毒处理措施并具备相关记录。

3. 发生呼吸道和不明原因发热的传染病时，重点检查是否采用有效的空气消毒措施且有消毒记录，其中采用集中空调通风系统的，应重点检查管道系统是否采用有效的空气消毒措施；现场检查室内是否加强通风换气，是否按规定对消毒效果进行抽检。发生肠道传染病时，重点检查对污染的环境和物体表面、医疗废物是否进行消毒处理、有消毒记录。

4. 检查所使用的消毒产品进货检查验收、使用和管理情况　重点检查消毒产品是否合法、有效。可通过以下方法进行检查：一是核查使用的新消毒产品与产品卫生许可批件是否一致；二是核查使用的需要进行卫生安全评价的国产消毒产品与卫生安全评价报告和备案、生产企业卫生许可证标注的生产企业名称、产品类别是否一致,是否具有符合《消毒产品卫生安全评价规定》的卫生安全评价报告,消毒产品使用范围和使用方法(包括消毒剂量)是否与卫生安全评价报告中的一致;三是核查需要进行卫生安全评价的进口消毒产品与卫生安全评价报告和备案标注的在华责任单位名称、产品类别是否一致,是否具有符合《消毒产品卫生安全评价规定》的卫生安全评价报告,消毒产品使用范围和使用方法(包括消毒剂量)是否与卫生安全评价报告中的一致;四是检查消毒产品进货记录和有效期,对使用中的手消毒剂还应检查是否在启封后使用有效期内使用;五是检查使用的消毒产品标签(铭牌)、说明书是否符合要求;六是必要时对消毒产品进行监督抽检,以确保其使用的有效性和安全性。

五、医疗废物处置的监督

1. 重点检查传染病患者和疑似传染病患者产生的医疗废物是否由专人收集、使用双层专用包装物和容器,是否密封、是否与其他医疗废物或生活垃圾混放;暂时贮存地是否相对独立、是否由专人管理并使用高水平消毒剂对环境和物体表面随时进行消毒;医疗废物分类收集、运送、暂时贮存、机构内处置的资料是否符合要求;是否有发生医疗卫生机构内医疗废物流失、泄漏、扩散和意外事故的应急方案。

2. 在国务院卫生行政主管部门发布的重大传染病疫情期间,按照《中华人民共和国传染病防治法》规定需要隔离治疗的甲类传染病和乙类传染病中的传染病性非典型性肺炎、炭疽中的肺炭疽和人感染高致病性禽流感以及国务院卫生行政部门根据情况增加的其他需要隔离治疗的甲类或乙类传染病的患者、疑似患者在治疗、隔离观察、诊断及其相关活动中产生的高度感染性医疗废物的集中处置是否由专人收集、双层包装,包装袋特别注明是高度感染性废物;暂时贮存场所是否专场存放、专人管理,不能与一般医疗废物和生活垃圾混放、混装,暂时贮存场所由专人使用 0.2%~0.5% 过氧乙酸或 1000~2000mg/L 含氯消毒剂喷洒墙壁或拖地消毒,每天上下午各一次;运送车辆是否使用固定专用车辆,由专人负责。用后使用 0.5% 过氧乙酸喷洒消毒。

六、建筑工地等人群密集单位的监督

主要包括 4 项内容:

1. 检查消毒隔离措施是否落实 重点检查工地各班组是否落实开窗通风措施,是否做好食品、环境等卫生工作,是否定期对宿舍、食堂进行消毒。发现患传染病患者或疑似患者,是否及时对其接触过的环境进行彻底消毒,消毒方

法是否符合要求等。对于确诊为传染病的人员是否实施隔离治疗措施。

2. 检查是否做好工人的免疫接种管理工作 各班组是否按当地免疫规划工作的要求,配合做好工人的免疫接种工作。在出现麻疹、风疹等疫苗相关传染病暴发疫情时,是否做好工地易感人群的疫苗应急接种工作,应急接种率是否在95%以上。

3. 检查是否开展食品、环境卫生及消毒等监督整治 各班组卫生管理人员是否加强对食堂卫生、生活饮用水卫生的管理。对工地环境卫生、宿舍、食堂、厕所等是否进行经常性清扫消毒,是否加强通风,保持良好清洁卫生环境,对发现的可能引发传染病发生和流行的隐患是否及时消除。

4. 检查是否开展健康宣教工作 工地卫生管理专职人员,是否结合不同季节的疾病流行情况,开展针对性的健康教育工作,提高工人卫生意识,自觉采取健康行为。

第四节 违法行为处理

一、违法行为处理

1. 学校和托幼机构未依照规定履行报告职责,隐瞒或缓报或谎报的,违反了《突发公共卫生事件应急条例》第二十一条的规定,应当依据《突发公共卫生事件应急条例》第五十一条的规定进行查处。

2. 公共场所未依照规定履行报告职责,对发生重大传染病疫情的,未立即处置,导致危害扩大,或者隐瞒、缓报、谎报的,违反了《公共场所卫生管理条例实施细则》第二十一条的规定,应当依据《公共场所卫生管理条例实施细则》第三十九条的规定进行查处。

3. 医疗卫生机构未依照规定履行报告职责,隐瞒、缓报或谎报的见第三章。

二、疫情控制措施违法行为处理

详见第四章。

三、消毒隔离违法行为处理

1. 托幼机构未严格按照《托儿所幼儿园卫生保健工作规范》开展卫生保健工作的,违反了《托儿所幼儿园卫生保健管理办法》第十五条的规定,应当依据《托儿所幼儿园卫生保健管理办法》第十九条第一款第(五)项的规定进行查处。

2. 托幼机构未按照规定履行卫生保健工作职责,造成传染病流行等突发公共卫生事件的,卫生计生行政部门、教育行政部门应当依据相关法律法规进行查处。

3. 公共场所未按照规定建立健全卫生管理制度的,违反了《公共场所卫生管理条例实施细则》第七条的规定,应当依据《公共场所卫生管理条例实施细则》第三十七条第(一)项进行查处。

4. 公共场所集中空调通风系统不符合《公共场所集中空调通风系统卫生规范》(WS 394—2012)、《公共场所集中空调通风系统卫生学评价规范》(WS 395—2012)、《公共场所集中空调通风系统清洗消毒规范》(WS 396—2012)的规定,违反了《公共场所卫生管理条例实施细则》第十一条第二款的规定,应当依据《公共场所卫生管理条例实施细则》第三十七条第(七)项进行查处。

5. 公共场所未按规定对顾客用品用具进行消毒,违反了《公共场所卫生管理条例实施细则》第十四条的规定,应当依据《公共场所卫生管理条例实施细则》第三十六条第(二)项进行查处。

6. 医疗卫生机构见第五章。

四、医疗废物违法行为处理

详见第六章。

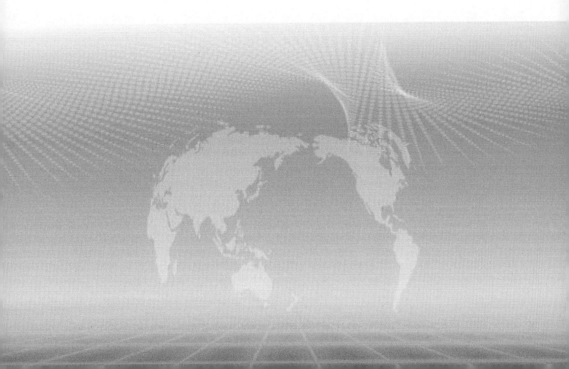

下篇

消毒产品卫生监督

第九章
消毒产品卫生监督概论

第一节 概 述

消毒产品卫生监督是各级卫生计生行政部门及其综合监督执法机构依据《传染病防治法》和《消毒管理办法》等有关法律法规规定,对辖区内国产消毒产品的生产企业、进口消毒产品的在华责任单位以及消毒产品的经营、使用单位进行卫生监督检查指导、督促其改进,并对违反相关法律法规规定的单位和个人依法追究其法律责任的卫生行政执法活动。

消毒产品是专门用于杀灭和清除传播媒介上的病原微生物的一类特殊的健康相关产品。目前,消毒产品种类较多、应用范围广泛,特别是对于预防和控制传染病或感染性疾病的发生和流行,提高医疗卫生服务质量,保证饮食、饮用水、公共场所环境等卫生安全以及改善广大人民群众的工作、生活环境的卫生质量,起着至关重要的作用。因此,在《传染病防治法》和2002年施行的《消毒管理办法》中,对消毒产品的监督管理进一步提出了明确的要求,许可依据由部门规章改为《传染病防治法》。2014年,原国家卫生计生委组织制定的《消毒产品卫生监督工作规范》的施行,进一步规范了我国消毒产品卫生监督工作。

消毒产品卫生监督的目的是促使消毒产品生产企业按照《消毒产品生产企业卫生规范》等要求进行消毒产品的生产,保证消毒产品的质量;促使消毒产品在华责任单位和经营单位按照要求经营消毒产品,防止假冒伪劣、夸大宣传的消毒产品流入市场;促使消毒产品使用单位合法、正确、规范使用消毒产品,保证消毒产品使用的安全性和有效性。

一、卫生行政许可

我国消毒产品的卫生行政许可管理制度经历了从无到有,其法律依据从

1987年原卫生部的部门规章《消毒管理办法》上升到2004年的法律《传染病防治法》，卫生行政许可管理从单一的产品许可到消毒产品分类许可与生产企业卫生行政许可相结合的管理制度历史沿革。

早在1987年，原卫生部颁布《消毒管理办法》，首次确立了我国消毒产品的许可制度。规定了从事消毒剂、洗消剂、消毒器械和医疗用品生产的部门必须由各省、市、自治区和省会市级以上卫生防疫部门报原卫生部批准后，方可投产、刊登广告和销售，同时规定了医疗卫生单位要使用经原卫生部批准的消毒药械进行消毒。

2002年3月原卫生部修订的《消毒管理办法》，规定了消毒剂、消毒器械、卫生用品和一次性使用的医疗用品的生产企业应当取得所在地省级卫生行政部门发放的卫生许可证后，方可从事消毒产品的生产。消毒产品生产企业卫生许可证的生产项目分为消毒剂类、消毒器械类、卫生用品类和一次性使用的医疗用品类。同时规定了消毒剂、消毒器械应当取得原卫生部颁发的消毒剂、消毒器械新卫生许可批件；国产卫生用品和一次性使用的医疗用品在投放市场前应当向省级卫生行政部门备案，备案凭证在全国有效；进口卫生用品和一次性使用的医疗用品在首次进入中国前应当向原卫生部备案。这次修订首次规定了对消毒产品生产企业实行卫生许可制度。

2004年12月1日起施行修订后的《传染病防治法》，规定了生产用于传染病防治的消毒产品的单位和生产用于传染病防治的消毒产品，应当经省级以上人民政府卫生计生行政部门审批，具体办法由国务院制定。《传染病防治法》和《消毒管理办法》的修订和实施，推动了我国消毒产品依法行政许可的法制化监督管理的进程。

《行政许可法》）颁布施行10年来，原卫生部和原国家卫生计生委按照国务院深化行政审批制度改革和推进政府职能转变要求，进一步简政放权，积极推动消毒产品审批制度改革，减少行政审批，减轻企业负担，强化消毒产品事中、事后监管，对消毒产品卫生行政许可项目先后进行了7次调整。

2003年11月14日原卫生部发布《卫生部关于一次性使用医疗用品不再纳入〈消毒管理办法〉管理的公告》（2003年第24号），决定一次性使用医疗用品不再纳入《消毒管理办法》管理，并取消卫生行政部门对一次性使用医疗用品生产企业卫生许可制度和产品备案制度。

根据《关于取消第二批行政审批项目和改变一批行政审批项目管理方式的决定》（国发〔2003〕5号文件），原卫生部于2004年6月29日《卫生部关于取消卫生用品备案的公告》（卫生部公告2004年第13号），决定从公告发布之日起取消《消毒管理办法》规定的对卫生用品的备案管理，卫生用品在投放市场前不再需要向卫生行政部门申请备案。

2005 年原卫生部为进一步加强对消毒产品的监督管理,规范对消毒产品的卫生许可,于 2005 年 5 月 30 日发布了《卫生部关于调整消毒产品监管和许可范围的通知》(卫监督发〔2005〕208 号),取消了对紫外线杀菌灯、食具消毒柜、压力蒸汽灭菌器和 75% 单方乙醇消毒液的产品卫生行政许可,并要求上述 4 类消毒产品生产企业要在取得生产企业卫生许可证的基础上,按照相关法规、标准和规范生产,并在产品上市后 2 个月内向生产企业所在地卫生行政部门备案。

为深化消毒产品卫生行政许可改革,加强消毒产品监督管理,原卫生部于 2007 年 9 月 28 日印发了《次氯酸钠类消毒剂卫生质量技术规范》和《戊二醛类消毒剂卫生质量技术规范》(卫监督发〔2007〕265 号),自 2007 年 11 月 1 日起取消了符合《次氯酸钠类消毒剂卫生质量技术规范》和《戊二醛类消毒剂卫生质量技术规范》适用范围的消毒剂的产品卫生行政许可。2010 年 5 月 18 日,原卫生部发布 2010 第 8 号公告,取消以次氯酸钠为主要有效成分的消毒剂和以戊二醛为主要有效成分的消毒剂的卫生行政许可。并要求上述产品首次上市前,生产企业应当按照《消毒产品卫生安全评价规定》(卫监督发〔2009〕105 号)的有关要求,对产品进行卫生安全评价。同年 12 月 27 日,原卫生部印发《漂白粉、漂粉精类消毒剂卫生质量技术规范(试行)》(卫办监督发〔2010〕204 号),取消以次氯酸钙为主要有效成分的漂白粉(片)、漂粉精(片)类消毒剂的卫生行政许可,并要求生产新的或卫生许可批件到期的漂白粉、漂粉精类消毒剂,生产企业应当按照《消毒产品卫生安全评价规定》对产品进行卫生安全评价,确定产品符合《技术规范》的要求。在每批产品投放市场前,生产企业应当按照《消毒产品生产企业卫生规范》的要求,对每个投料批次产品的 pH、有效成分含量、净含量和包装密封性指标以及按照产品企业标准出厂检验项目的要求进行卫生质量检验,检验合格后方可出厂。

2013 年 7 月 23 日,原国家卫生计生委发布《国家卫生计生委关于取消下放部分消毒产品和涉水产品行政审批项目的公告》(2013 年第 1 号),取消了除利用新材料、新工艺技术和新杀菌原理生产消毒剂和消毒器械之外的消毒剂和消毒器械的审批职责。并印发《关于发布新材料、新工艺技术和新杀菌原理判定依据的通告》(国卫通〔2013〕9 号通告),规定了新消毒产品的判定依据,保留了利用新材料、新工艺技术和新杀菌原理生产的新消毒产品的卫生行政许可。同年,原国家卫生计生委办公厅印发《关于进一步加强消毒产品监管工作的通知》(国卫办监督发〔2013〕18 号),要求各级卫生计生行政部门要充分认识取消产品行政许可的重要意义、做好职能转变相关工作、进一步规范消毒产品生产企业卫生许可工作、切实加强消毒产品监督、宣传和培训工作。其中,做好政策调整的平稳过渡(明确了国家卫生计生委 2013 第 4 号通告中列出已通过技术审查的消毒产品，可视为卫生安全评价合格）。进一步规范消毒产品生产企业卫生许可工作。要求省级卫生（卫生计生）行政部门要严格按照要求，对生产企业进行卫生许可审核，现场核实产品类别、质量管理和企业生产条件，严把准入关，并建立完善消毒产品信息平台，及时公示生产企业名单及相关信息，便于社会查询，加强对企业的动态监管；同时对生产企业提出了要求，特别是提高了高风险消毒产品生产企业延续企业卫生许可证的门槛。切实加强消毒产品监督工作包括加强对生产企业的监督检查、加强消毒产品的现场监督抽检、严厉打击违法行为等。

2014年原国家卫生计生委印发了《新消毒产品和新涉水产品卫生行政许可管理规定》及其配套性文件《新消毒产品申报受理规定》（国卫办监督发〔2014〕14号），自2014年2月11日起施行，对新消毒产品申报受理与审批提出了新的要求。同年原国家卫生计生委施行的《消毒产品卫生监督工作规范》（国卫监督发〔2014〕40号）和《消毒产品卫生安全评价规定》（国卫监督发〔2014〕36号，以下简称《评价规定》），规定了消毒产品按照用途、使用对象实行风险监管，按照风险程度将消毒产品分为3类，要求企业对不需要审批的第一、第二类消毒产品在首次上市前进行卫生安全评价，并对评价结果负责。明确未按照要求进行卫生安全评价的产品视为不合格产品，并要加大对违法违规行为的查处力度。

为进一步贯彻落实国务院简政放权、放管结合、优化服务的要求，2015年，原国家卫生计生委印发了《关于进一步加强消毒产品事中事后监管的通知》（国卫监督发〔2015〕90号），要求各地严格落实企业主体责任，保证产品安全有效；进一步优化消毒产品卫生安全评价报告备案程序，取消消毒产品卫生安全评价报告备案凭证，备案为告知、备而待查性质，不属于行政审批。对备案资料齐全的要按规定备案，并及时公开除企业商业秘密（如产品配方、结构图、企业标准或质量标准）外的有关备案信息。各级各类医疗卫生机构和经营企业在购进和使用第一类、第二类消毒产品时，不再要求产品责任单位提供卫生安全评价报告备案凭证，可以按照《消毒产品卫生安全评价规定》的要求参考卫生安全评价报告择优选用产品，建立并严格执行进货检查验收制度，开展消毒与灭菌效果检测，严格按照要求规范使用消毒产品。

2015年原国家卫生计生委对2002年版《消毒管理办法》进行了修订，将第二十八条修改为："生产、进口利用新材料、新工艺技术和新杀菌原理生产消毒剂和消毒器械（以下简称新消毒产品）应当按照本办法规定取得国家卫生计生委颁发的卫生许可批件。""生产、进口新消毒产品外的消毒剂、消毒器械和卫生用品中的抗（抑）菌制剂，生产、进口企业应当按照有关规定进行卫生安全评价，符合卫生标准和卫生规范要求。产品上市时要将卫生安全评价报告向省级卫生计生行政部门备案,备案应当按照规定要求提供材料。"将第二十九条修改为:"生产企业申请新消毒产品卫生许可批件、在华责任单位申请进口新消毒产品卫生许可批件的,应当按照国家卫生计生委新消毒产品卫生行政许可管理规定的要求,向国家卫生计生委提出申请。国家卫生计生委应当按照有关法律法规和相关规定,作出是否批准的决定。""国家卫生计生委对批准的新消毒产品,发给卫生许可批件,批准文号格式为:卫消新准字(年份)第××××号。不予批准的,应当说明理由。"删去第三十条。将第三十一条修改为:"新消毒产品卫生许可批件的有效期为四年。"在第三十一条后增加一条:"国家卫生计生委定期公告取得卫生行政许可的新消毒产品批准内容。公告发布之日起,列入公告的同类产品不再按新消毒产品进行卫生行政许可。"将第三十二条第一款第二项修改为:"产品卫生安全评价报告或者新消毒产品卫生许可批件复印件。"明确消毒产品卫生安全评价不合格的,由县级以上地方卫生计生行政部门责令其限期改正,可以处 5000 元以下罚款;造成感染性疾病暴发的,可以处 5000 元以上 20 000 元以下的罚款。

2017 年 12 月 26 日《国家卫生计生委关于修改〈新食品原料安全性审查管理办法〉等 7 件部门规章的决定》,对《消毒管理办法》再次进行了修订。将第二十一条中的"一个月"修改为:"二十日";将第二十三条第二款修改为:"消毒产品生产企业卫生许可证有效期届满三十日前,生产企业应当向原发证机关申请延续。经审查符合要求的,予以延续,换发新证。新证延用原卫生许可证编号。";将第四十条修改为:"消毒产品生产企业应当按照国家卫生标准和卫生规范要求对消毒产品理化指标、微生物指标、杀灭微生物指标、毒理学指标等进行检验。不具备检验能力的,可以委托检验。"消毒产品的检验活动应当符合国家有关规定。检验报告应当客观、真实,符合有关法律、法规、标准、规范和规定。检验报告在全国范围内有效。"删除第四十一条。

目前根据国务院"放、管、服"要求并结合消毒产品监管的现状,国家卫生计生委正在着手修订《消毒管理办法》《消毒产品分类目录》《消毒产品生产企业卫生规范》及《消毒产品生产企业卫生许可规定》。

二、监管范围的调整

2002 年颁布的《消毒管理办法》第四十九条规定了消毒产品包括消毒剂、消毒器械(含生物指示物、化学指示物和灭菌物品包装物)、卫生用品和一次性使用医疗用品。

为了进一步明确每一类消毒产品的范围,2002 年 6 月 7 日,原卫生部根据消毒产品作用对象、用途的不同将消毒剂、消毒器械、卫生用品和一次性使用医疗用品进行了分类,制定了《消毒产品分类目录》,作为《消毒管理办法》的配套文件。消毒产品分类目录是对消毒产品监督管理的具体依据,它是动态的,原卫生部近10年来根据实际情况对消毒产品分类目录进行了多次调整。

原卫生部2003年第24号公告,将一次性使用医疗用品不再纳入《消毒管理办法》管理。同年,印发的《关于进一步规范消毒产品监督管理有关问题的通知》(卫法监发〔2003〕41号),规定了抗(抑)菌洗剂是指直接接触皮肤黏膜的,具有一定杀菌、抑菌作用的制剂(不含栓剂、皂剂)。补充完善了《消毒产品分类目录》中卫生用品大类的抗(抑)菌产品的种类,包括栓剂、皂剂以外的其他剂型,如液体、片剂、凝胶剂、膏霜剂、喷雾剂等。

2005年,原卫生部为加强对消毒产品的管理,严格区分消毒产品与具有治疗药效功能产品的管理,印发《关于调整消毒产品监管和许可范围的通知》(卫监督发〔2005〕208号),不再将专用于人体足部、眼睛、指甲、腋部、头皮、头发、鼻黏膜等7个特定部位的具有消毒或抗(抑)菌功能的产品、口罩和避孕套纳入消毒产品进行监管。同年印发的《消毒产品标签说明书管理规范》补充规定了抗(抑)菌剂和消毒剂禁止标注用于肛肠特定部位。换句话说,不再将专用于人体8个特定部位的具有消毒或抗(抑)菌功能的产品纳入消毒产品进行监管。

三、消毒产品监管的范围

根据《传染病防治法》《消毒管理办法》的有关规定和《国务院对确需保留的行政审批项目设定行政许可的决定》(国务院令2004年第412号)、卫生部2003年第24号公告,目前我国消毒产品是指消毒剂、消毒器械和卫生用品三大类。其中,消毒器械还包含生物指示物、化学指示物和带有指示功能的灭菌物品包装物(如灭菌包装袋、灭菌包装卷)。这与原卫生部《消毒产品标签说明书管理规范》(2005年版)第二十条规定的消毒产品的含义相同。《消毒产品生产企业卫生规范》(2009年版)第五十条规定了消毒产品的含义是指纳入卫生部《消毒产品分类目录》中的产品,由于《消毒产品分类目录》是动态的,2016年1月19日修改的《消毒管理办法》将消毒产品中的一次性使用医疗用品删去。因此目前《消毒产品分类目录》包括消毒剂、消毒器械、卫生用品3大类。

2009年,为加强消毒产品的监督管理,规范省级卫生行政部门消毒产品生产企业卫生行政许可行为,原卫生部制定了《消毒产品生产企业卫生许可规定》,规定了消毒产品生产类别的分类目录。该目录是消毒产品生产企业生产类别许可的依据,不同于《消毒产品分类目录》,后者是消毒产品监管的依据。

近期国家卫生健康委正在组织修订《消毒产品分类目录》,依据《传染病防治法》《消毒管理办法》等法律法规的有关规定和职能转变,深入研究、重新梳理消毒产品分类目录,以调整消毒产品监督管理的范围。

四、卫生监督工作职责

2014 年,原国家卫生计生委为进一步规范消毒产品卫生监督工作,根据《传染病防治法》和《消毒管理办法》等有关法律法规,组织制定了《消毒产品卫生监督工作规范》(国卫监督发〔2014〕40 号)。该监督工作规范规定了省级、设区的市级、县级卫生计生行政部门及其综合监督执法机构职责。其中设区的市级、县级综合监督执法机构的消毒产品卫生监督职责有以下 7 项:

1. 根据本省(区、市)消毒产品卫生监督工作制度、规划和年度工作计划,结合实际,制订辖区内消毒产品卫生监督工作计划,明确重点监督工作内容并组织落实;组织开展辖区内消毒产品卫生监督培训工作。

2. 负责职责范围内辖区内消毒产品监督检查。

3. 负责辖区内消毒产品卫生监督抽检。

4. 负责开展辖区内消毒产品违法案件的查处。

5. 负责辖区内消毒产品卫生监督信息汇总、分析及上报工作。

6. 设区的市对县级消毒产品卫生监督工作进行指导、督查。

7. 承担上级指定或交办的消毒产品卫生监督工作任务。

同时还规定县级综合监督执法机构负责对辖区内消毒产品生产企业、在华责任单位卫生监督,每年不少于 1 次;市级综合监督执法机构对辖区内第一类和第二类消毒产品生产企业、在华责任单位开展卫生监督,每年不少于 1 次。省级综合监督执法机构负责辖区内所有消毒产品生产企业、在华责任单位的抽查。要求省、市、县级三级综合监督执法机构应当根据职责建立消毒产品卫生监督工作档案,掌握辖区内消毒产品生产企业和消毒产品基本情况以及消毒产品卫生监督工作情况。

五、有关概念

1. 消毒产品 是指专门用于杀灭和清除传播媒介上的病原微生物,预防控制感染性疾病或传染性疾病的一类特殊的健康相关产品,包括消毒剂、消毒器械(含生物指示物、化学指示物和灭菌物品包装物)和卫生用品。

2. 新消毒产品 是指利用新材料、新工艺技术和新杀菌原理生产消毒剂和消毒器械。

3. 新材料 是指同时满足下列 3 个条件的用于生产消毒产品的原料:①未列入新材料、新工艺技术和新杀菌原理判定依据表 9-1 中的消毒剂原料有效成分清单的;②未列入《中华人民共和国药典》中消毒防腐类的;③未列入现行国家卫生标准、规范的。

表9-1 消毒剂原料有效成分清单 *

序号	中文名称	英文名称	CAS编码	限定使用范围
1	1,3'-二溴-5,5'-二甲基乙内酰脲（二溴海因）	1,3'-dibromo-5,5'-dimethylhydantoin（dibromodimethylhydantoin）	77-48-5	E、F、C、M、S
2	1,3'-二氯-5,5'-二甲基乙内酰脲（二氯海因）	1,3'-dichloro-5,5'-dimethylhydantoin（dichlorodimethylhydantoin）	118-52-5	E、F、M、S
3	1-溴-3-氯-5,5'-二甲基乙内酰脲（溴氯海因）	1-bromo-3-chloro-5,5'-dimethylhydantoin（bromochlorodimethylhydantoin）	16079-88-2	C、E、F、H、M、S
4	二溴氰乙酰胺	2,2'-dibromo-2-cyanoacetamide	10222-01-2	E、F
5	2,2'-亚甲基双（3,4,6-三氯苯酚）（六氯酚）	2,2'-methylenebis（3,4,6'-trichloro-phenol）（hexachlorophene）	70-30-4	H
6	三氯羟基二苯醚（三氯生）	2,4,4'-trichloro-2'-hydroxydiphenylether（triclosan）	3380-34-5	#E、F、H、M
7	咪唑硫酸盐	2-aminoimidazole hemisulfate	1450-93-7	E
8	苯甲基氯化物	2-methylbenzhydryl chloride	41870-52-4	E、H
9	乙酸	acetic acid	64-19-7	H
10	酸性氧化电位水	acidic electrolyzed oxidizing water	—	E、F、H、M
11	十二烷基二甲基溴化铵（苯扎溴铵）	benzalkonium bromide	91080-29-4	A、E、F、H、M
12	十二烷基二甲基氯化铵（苯扎氯铵）	benzalkonium chloride	8001-54-5/63449-41-2	A、E、F、H、M
13	苄索氯铵	enzethonium chloride	121-54-0	A、E、F、H、M
14	苯甲酸	benzoic acid	65-85-0	E、H

序号	中文名称	英文名称	CAS 编码	限定使用范围
15	邻苯基苯酚	biphenyl-2-ol	90-43-7	E
16	溴	bromine	7726-95-6	E、F
17	溴氯 -5,5'- 二甲基咪唑烷 -2,4'- 二酮	bromochloro-5,5'-dimethylimidazolidine-2,4'-dione	32718-18-6	F
18	次氯酸钙	calcium hypochlorite	7778-54-3	C、D、E、F、H、M、S
19	西曲溴铵	cetrimide	8044-71-1	E、H
20	醋酸氯己定	chlorhexidinediacetate	56-95-1	A、E、F、H、M
21	葡萄糖酸氯己定	chlorhexidinedigluconate	18472-51-0	A、E、H、M
22	氯化磷酸三钠	chlorinated trisodium phosphate	56802-99-4/ 11084-85-8	C、E、F、M
23	氯	chlorine	7782-50-5	D、E、F、S
24	二氧化氯	chlorine dioxide	10049-04-4	A、C、D、E、F、H、M、S、W
25	对氯间二甲基苯酚	chloroxylenol	88-04-0	E、H、M
26	柠檬酸	citric acid	77-92-9	F、H、M、
27	甲酚	cresol	1319-77-3	E
28	癸酸	decanoic acid	334-48-5	#E、F

续表

序号	中文名称	英文名称	CAS 编码	限定使用范围
29	椰油脂肪酸二乙醇酰胺	detergent 6501	68140-00-1	E
30	双癸基二甲基溴化铵	didecyldimethylammonium bromide	2390-68-3	A、E、F、H、M
31	双癸基二甲基氯化铵	didecyldimethylammonium chloride	7173-51-5	A、E、F、H、M
32	二辛基二甲基氯化铵	dimethyl dioctylammonium chloride	5538-94-3	A、E、F、H、M
33	二甲基苯酚	dimethyl phenol	95-87-4	H、E
34	二辛基二乙烯三铵甘氨酸磷酸盐	dioctyldivinyltriamino glycine phosphate	—	E
35	十二烷基三甲基溴化铵	dodecyl trimethyl ammonium bromide	1119-94-4	A、E、F、H、M
36	十二烷基二甲基苄基氯化铵	dodecyl dimethyl benzyl ammonium chloride	139-07-1	A、E、F、H、M
37	十二烷基二甲基苄基溴化铵	dodecyl ethyl dimethyl ammonium bromide	7281-04-1	A、E、F、H、M
38	十二烷基三甲基氯化铵	dodecyl trimethyl ammonium chloride	112-00-5	A、E、F、H、M
39	十二烷基 - 二甲基 -2- 苯氧乙基溴化铵（度米芬）	dodecyl dimethyl (2-phenoxyethyl) ammonium bromide /domiphen bromide	538-71-6	A、E、F、H、M
40	乙醇	ethanol	64-17-5	A、E、F、H、M

续表

序号	中文名称	英文名称	CAS 编码	限定使用范围
41	甲醛	formaldehyde	50-00-0	#E、M
42	戊二醛	glutaricdialdehyde	111-30-8	#E、M
43	乙二醛	glyoxal	107-22-2	#E、M
44	六亚甲基四胺（乌洛托品）	hexamethylenetetramine/Urotropin	100-97-0	A、#E、F、H、
45	过氧化氢	hydrogen peroxide	7722-84-1	A、E、F、H、M
46	过氧戊二酸	hydropentanedioic acid	110-94-1	E、M
47	碘	iodine	7553-56-2	E、F、H、M
48	壬酸	nonanoic acid	112-05-0	#E、F
49	十八烷二甲基氧化铵	octadecyl dimethyl amine oxide	–	A、E、F、H、M
50	辛酸	octanoic acid	124-07-2	#E、F
51	寡［2-(2-乙氧基)-乙氧基乙酯]氯化胍	oligo-[2-(2-ethoxy)-ethoxyethyl]-guanidinium chloride	374572-91-5	E、F
52	邻苯二甲醛	o-Phthalaldehyde	643-79-8	M
53	臭氧气体及臭氧水	ozone	–	A、D、F、S
54	过氧乙酸	peracetic acid	79-21-0	A、C、E、F、H、M
55	聚六亚甲基双胍盐酸盐	poly(hexamethylenebiguanide) hydrochloride	32289-58-0	F、H
56	聚［2-(2-乙氧基)-乙氧基乙酯]胍	poly-[2-(2-ethoxy)-ethoxyethyl]-guanidinium	–	A

续表

序号	中文名称	英文名称	CAS 编码	限定使用范围
57	聚二甲基二烯丙基氯化铵	poly(diallyl dimethyl ammonium chloride)	26062-79-3	A、E、F、H、M
58	盐酸聚六亚甲基胍	polyhexamethy leneguanidine hydrochloride	57028-96-3	A、E、F、H
59	单过硫酸氢钾复合盐	potassium hydrogen peroxymono sulfate	70693-62-8	E、F
60	过硫酸氢钾	potassium hydrogen persulfate	7727-21-1	E
61	高锰酸钾	potassium permanganate	7722-64-7	F、H
62	聚乙烯吡咯烷酮碘（聚维酮碘）	povidone iodine/polyvinyl pyrrolidone-iodine complex	25655-41-8	E、F、H、M
63	正丙醇	propan-1-ol	71-23-8	E、H
64	异丙醇	propan-2-ol	67-63-0	E、F、H
65	(2-((2-((2-羧乙基)(2-羟乙基)氨基)乙基)氨基)-2-氧乙基)椰油烷基二甲基,季铵盐氢氧化物内盐	quaternary ammonium compounds, (2-((2-((2-carboxyethyl)(2-hydroxyethyl) amino) ethyl)amino) -2-oxoethyl) coco alkyl dimethyl, hydroxides, inner salts	100085-64-1	E、F
66	氯化、溴化或过氧化的苄基烷基二甲基季铵盐化合物（烷基来自 C8～C22 的饱和和不饱和烷基,如动物脂肪烷基,椰油烷基,豆油烷基）	quaternary ammonium compounds, alkylbenzyldimethyl, chlorides, bromides, or hydroxides (alkyl from C8-C22 saturated and unsaturated,such as tallow alkyl,coco alkyl and soya alkyl)	季铵盐混合物	A、E、F、H、M
67	C12～C14 烷基苄基二甲基氯化铵	quaternary ammonium compounds, benzyl C12-C14 alkyl dimethyl, chlorides	85409-22-9	A、E、F、H、M

续表

序号	中文名称	英文名称	CAS 编码	限定使用范围
68	C12-C16 烷基苄基二甲基氯化铵	quaternary ammonium compounds, benzyl C12-C16 alkyl dimethyl, chlorides	68424-85-1	A、E、F、H、M
69	C12～C18 烷基苄基二甲基,1,2-苯并异噻唑 -3(2H)-酮,1,1-二氧化物 (1：1) 盐化季铵盐化合物	quaternary ammonium compounds, benzyl C12-C18 alkyl dimethyl, salts with 1,2-Benzisothiazol -3(2H)-one 1,1-dioxide (1：1)	68989-01-5	A、E、F、H、M
70	C12～C14 烷基［(苯乙基) 甲基］二甲基氯化铵	quaternary ammonium compounds, C12-C14 alkyl((ethylphenyl) methyl) dimethyl, chlorides	85409-23-0	A、E、F、H、M
71	C8～C10 二烷基二甲基氯化铵	quaternary ammonium compounds,di-C8-C10 alkyl dimethyl, chlorides	68424-95-3	A、E、F、H、M
72	氯化，溴化，或硫酸甲酯化的二烷基二甲基季铵盐化合物 (烷基来自 C6～C18 的饱和和不饱和烷基，如动物脂肪烷基、椰油烷基、豆油烷基)	quaternary ammonium compounds, dialkyldimethyl, chlorides, bromides, or methylsulphates (alkyl from C6-C18 saturated and unsaturated,such as tallow alkyl, coco alkyl and soya alkyl)	季铵盐混合物	A、E、F、H、M
73	水杨酸	salicylic acid	69-72-7	C、E、H
74	银离子	silver	7440-22-4	E、H
75	苯甲酸钠	sodium benzoate	532-32-1	E、H
76	二氯异氰尿酸钠（优氯净）	sodiumdichloroisocyanurat	2893-78-9	A、C、D、E、F、H、M、S、W

续表

序号	中文名称	英文名称	CAS 编码	限定使用范围
77	次氯酸钠	sodium hypochlorite	7681-52-9	C、D、E、F、H、M、S、W
78	氯胺 T	tosylchloramide sodium	127-65-1	D、E、F、M
79	三氯异氰尿酸	trichloroisocyanuricaicde	87-90-1	C、D、E、F、H、M、S、W
80	三氯均二苯脲（三氯卡班）	3,4,4'-trichloro-carbanilid/triclocarban	101-20-2	E、H
81	过碳酰胺	urea hydrogen peroxide	124-43-6	E
82	十一烯酸锌	zinc undecylenate	557-08-4	H
83	溶菌酶	lysozyme	9001-63-2	E、H
84	溶葡萄球菌酶	lysostaphin	9011-93-2	E、H

"*"本清单包括消毒剂产品和由发生器或生成器产生的消毒剂有效成分。

清单内任何原料之间的复配均不作为新材料。

"A"表示用于消毒室内空气的消毒剂；"C"表示用于污染物的消毒剂；"D"表示用于饮用水的消毒剂。

"E"表示用于环境及普通物体表面的消毒剂；"#E"表示仅限用于普通物体表面的消毒剂。

"F"表示用于瓜果蔬菜、餐饮具及接触食品的工具、设备的消毒剂。

"H"表示用于人体皮肤、黏膜和手的消毒剂；"M"表示用于医疗器械的消毒剂。

"S"表示用于游泳池水的消毒剂；"W"表示用于医疗卫生机构污水的消毒剂。

"CAS编码"是美国化学文摘服务社为化学物质制定的登记号

（四）新工艺技术

是指生产技术参数和（或）工艺流程的改变，导致消毒剂和消毒器械的有效性、安全性和环境适应性等同或优于常规产品的生产加工技术。

（五）新杀菌原理

是指未列入新材料、新工艺技术和新杀菌原理判定依据表 9-2 和表 9-3 中清单的，以物理、化学、生物消毒因子或相互协同作用产生的杀菌原理及其指示物。

表 9-2 消毒因子及其相应消毒器械清单

序号	消毒因子	相应的消毒器械	限定使用范围
1	湿热	压力蒸汽灭菌器、清洗消毒机、餐饮具消毒柜	医疗器械和用品、实验室物品、餐饮具消毒或灭菌
2	干热	灭菌器 消毒柜	医疗器械和物品、实验室物品、餐饮具消毒或灭菌
3	微波	消毒灭菌器	医疗器械和物品、实验室物品、餐饮具消毒或灭菌
4	红外线	消毒柜	食饮具消毒
5	紫外线	紫外线灯管、消毒机	室内空气、物表、食饮具、水消毒
6	高压静电吸附	空气消毒机	室内空气消毒
7	等离子体	空气消毒机	室内空气消毒
8	超声波	清洗消毒机	医疗器械和用品清洗、消毒
9	过滤	空气消毒机	室内空气消毒
10	过氧化氢气体等离子体	灭菌柜	医疗器械和物品、实验室物品灭菌
11	环氧乙烷	灭菌柜	医疗器械和物品、实验室物品和其他物品灭菌
12	低温甲醛蒸气	灭菌柜	医疗器械和物品、实验室物品灭菌
13	戊二醛雾化	消毒灭菌柜	医疗器械和物品、实验室物品消毒或灭菌
14	过氧乙酸液体	消毒灭菌器	医疗器械和物品消毒灭菌
15	光触媒	空气消毒机	室内空气消毒
16	过氧化氢雾化	消毒机	室内空气消毒
17	次氯酸钠	发生器	环境、物体表面、饮食具、果蔬、织物、生活饮用水、污染物、排泄物消毒
18	臭氧	发生器、消毒机 食具消毒柜	室内空气、水、物体表面、饮食具消毒
19	酸性氧化电位水	生成器	医疗器械、内镜、手、皮肤黏膜、饮食具、食品加工器具、瓜果蔬菜、物体表面、卫生洁具、环境、织物消毒
20	二氧化氯	发生器	室内空气、水、食饮具、食品加工行业的管道容器、瓜果蔬菜、物体表面、医疗器械、疫源地消毒

表9-3　指示物清单

序号	产品类别	产品名称	限定使用范围
1	化学指示物类	压力蒸汽、环氧乙烷低温甲醛蒸气、过氧化氢气体等离子体、电离辐射灭菌化学指示物、BD测试纸(包)	压力蒸汽、环氧乙烷、低温甲醛蒸汽、过氧化氢气体等离子体、电离辐射灭菌过程和效果验证,真空度检测
2	生物指示物类	压力蒸汽灭菌、环氧乙烷生物灭菌指示物、过氧化氢气体低温等离子体、电离辐射	压力蒸汽、环氧乙烷、过氧化氢气体低温等离子体、电离辐射灭菌效果验证
3	浓度指示卡类	各种消毒剂浓度测试卡	各种消毒剂浓度测定
4	强度指示卡类	紫外线强度指示卡	紫外线强度测定
5	带灭菌标识的包装材料类	压力蒸汽、环氧乙烷低温甲醛蒸气、过氧化氢气体等离子体灭菌包装材料	压力蒸汽、环氧乙烷、低温甲醛蒸气、过氧化氢气体等离子体灭菌包装材料鉴定
6	灭菌过程验证装置类(PCD)	压力蒸汽灭菌验证装置	管腔类器械压力蒸汽灭菌效果验证

6. 第一类消毒产品　是指具有较高风险,需要严格管理以保证安全、有效的消毒产品,包括用于医疗器械的高水平消毒剂和消毒器械、灭菌剂和灭菌器械、皮肤黏膜消毒剂,生物指示物和灭菌效果化学指示物。

7. 第二类消毒产品　是指具有中度风险,需要加强管理以保证安全、有效的消毒产品,包括除第一类产品外的消毒剂、消毒器械,以及抗(抑)菌制剂。

8. 第三类消毒产品　是指风险程度较低,实行常规管理可以保证安全、有效的除抗(抑)菌制剂外的卫生用品。

9. 消毒剂　是指用于杀灭传播媒介上的微生物使其达消毒或灭菌要求的制剂。

10. 用于食品的消毒剂　是指直接用于消毒食品、餐饮具以及直接接触食品的工具、设备或者食品包装材料和容器的物质。

11.灭菌剂　是指可杀灭一切微生物(包括细菌芽胞)使其达到灭菌要求的制剂。

12.抗(抑)菌制剂　是指直接接触皮肤黏膜的、具有一定杀、抑菌作用的制剂(栓剂、皂剂除外)。抗菌制剂在使用剂量下,对检验项目规定试验菌的杀灭率≥90%(杀灭对数值≥1.0);抑菌制剂在使用剂量下,对检验项目规定试验菌的抑菌率≥50%。

13.卫生用品　是指与人体直接或间接接触的、并为达到人体生理卫生或卫生保健(抗菌或抑菌)目的而使用的各种日常生活用品,产品性状可以是固体也可以是液体。

14.一次性使用卫生用品　是指使用一次后即丢弃的、与人体直接或间接接触的、并为达到人体生理卫生或卫生保健(抗菌或抑菌)目的而使用的各种日常生活用品,产品性状可以是固体也可以是液体。

15.化学指示物　是指利用某些化学物质对某一杀菌因子的敏感性,使其发生颜色或形态改变,以指示杀菌因子的强度(或浓度)和(或)作用时间是否符合消毒或灭菌处理要求的制品。

16.生物指示物　是指将适当载体染以一定量的特定微生物,用于指示消毒或灭菌效果的制品。

17.产品责任单位　是指依法承担因产品缺陷而致他人人身伤害或财产损失赔偿责任的单位或个人。国产产品责任单位为生产企业,委托生产加工时,特指委托方;进口产品的责任单位为在华责任单位。

18.在华责任单位　是指进口消毒产品在中华人民共和国境内依法登记注册的,实际依法承担法律责任的法人单位。

第二节　消毒产品卫生监督依据

消毒产品卫生监督的依据包括《传染病防治法》《食品安全法》《卫生行政许可管理办法》《消毒管理办法》以及《消毒产品卫生监督工作规范》等有关规范、规定和相关标准。

根据消毒相关法规的规定,卫生计生行政部门负责对国产消毒产品生产企业、在华责任单位以及消毒产品经营和使用单位实施监督管理,包括对新消毒产品以及国产消毒产品生产企业实行许可管理,需要有相关的技术规范和标准作为技术支撑和补充。

一、法律法规

1.《传染病防治法》

2.《食品安全法》

3.《无证无照经营查处办法》

4.《消毒管理办法》

5.《医院感染管理办法》

二、规范性文件

1. 卫生部关于印发健康相关产品命名规定的通知（卫法监发〔2001〕109号）

2. 卫生部关于印发修订后《消毒管理办法》有关配套文件的通知（卫法监发〔2002〕142号，附件3：消毒产品分类目录）

3. 卫生部关于进一步规范消毒产品监督管理有关问题的通知（卫法监发〔2003〕41号）

4. 卫生部关于印发消毒产品检验规定（2003版）的通知（卫法监发〔2003〕44号）

5. 卫生部关于发布皮肤黏膜消毒剂中部分成分限量规定的通知（卫法监发〔2003〕214号）

6. 关于一次性使用医疗用品不再纳入《消毒管理办法》管理的公告（卫生部公告2003年第24号）

7. 卫生部关于调整消毒产品监管和许可范围的通知（卫监督发〔2005〕208号）

8. 卫生部关于印发《消毒产品标签说明书管理规范》的通知（卫监督发〔2005〕426号）

9. 卫生部关于实施《消毒产品标签说明书管理规范》有关问题的通知（卫监督发〔2006〕29号）

10. 卫生部关于印发《健康相关产品国家卫生监督抽检规定》的通知（卫监督发〔2005〕515号）

11. 卫生部关于印发《消毒产品生产企业卫生规范（2009年版）》的通知（卫监督发〔2009〕53号）

12. 卫生部关于印发《消毒产品生产企业卫生许可规定》的通知（卫监督发〔2009〕110号）

13. 关于开展非药品冒充药品整治行动的公告（国家食品药品监督管理局、中华人民共和国卫生部2009年第69号）

14. 关于取消下放部分消毒产品和涉水产品行政审批项目的公告（2013年第7号）

15. 卫生部取消以次氯酸钠为主要有效成分的消毒剂和以戊二醛为主要

有效成分的消毒剂的卫生行政许可（卫生部公告〔2010〕第8号）

16. 国务院关于取消和下放50项行政审批项目等事项的决定（国发〔2013〕27号）

17. 关于发布新材料、新工艺技术和新杀菌原理判定依据的通告（国卫通〔2013〕9号）

18. 国家卫生计生委办公厅关于进一步加强消毒产品监管工作的通知（国卫办监督发〔2013〕18号）

19. 国家卫生计生委办公厅关于印发新消毒产品和新涉水产品卫生行政许可管理规定的通知（国卫办监督发〔2014〕14号，附：健康相关产品生产企业卫生条件审核规范）

20. 国家卫生计生委关于印发消毒产品卫生安全评价规定的通知（国卫监督发〔2014〕36号）

21. 国家卫生计生委关于印发消毒产品卫生监督工作规范的通知（国卫监督发〔2014〕40号）

22. 国家卫生计生委办公厅关于戊二醛类消毒剂监管有关问题的通知（国卫办监督函〔2015〕434号）

23. 国家卫生计生委关于进一步加强消毒产品事中事后监管的通知（国卫监督发〔2015〕90号）

24. 国家卫生计生委办公厅关于严肃查处抗（抑）菌制剂夸大宣传等违法行为的通知（国卫办监督函〔2015〕906号）

三、标准、技术规范

（一）消毒剂相关标准

1. GB 14930.2—2012《食品安全国家标准 消毒剂》

2. GB 15982—2012《医院消毒卫生标准》

3. GB 27948—2011《空气消毒剂卫生要求》

4. GB 27949—2011《医疗器械消毒剂卫生要求》

5. GB 27950—2011《手消毒剂卫生要求》

6. GB 27951—2011《皮肤消毒剂卫生要求》

7. GB 27952—2011《普通物体表面消毒剂的卫生要求》

8. GB 27953—2011《疫源地消毒剂卫生要求》

9. GB 27954—2011《黏膜消毒剂通用要求》

10. GB/T 26366—2010《二氧化氯消毒剂卫生标准》

11. GB/T 26367—2010《胍类消毒剂卫生标准》

12. GB/T 26368—2010《含碘消毒剂卫生标准》

13. GB/T 26369—2010《季胺盐类消毒剂卫生标准》

14. GB/T 26370—2010《含溴消毒剂卫生标准》

15. GB/T 26371—2010《过氧化物类消毒剂卫生标准》

16. GB/T 26372—2010《戊二醛消毒剂卫生要求》

17. GB/T 26373—2010《乙醇消毒剂卫生标准》

18. GB/T 27947—2011《酚类消毒剂卫生要求》

（二）消毒器械相关标准

1. GB 8599—2008《大型蒸汽灭菌器技术要求 自动控制型》

2. GB 17988—2008《食具消毒柜安全和卫生要求》

3. GB 18281.1—2015《医疗保健产品灭菌生物指示物第1部分：通则》

4. GB 18281.2—2015《医疗保健产品灭菌生物指示物第2部分：环氧乙烷灭菌用生物指示物》

5. GB 18281.3—2015《医疗保健产品灭菌生物指示物第3部分：湿热灭菌用生物指示物》

6. GB 18281.4—2015《医疗保健产品灭菌生物指示物第4部分：干热灭菌用生物指示物》

7. GB 18281.5—2015 医疗保健产品灭菌生物指示物第5部分：低温蒸汽甲醛灭菌用生物指示物》

8. GB 18282.1—2015《医疗保健产品灭菌化学指示物第1部分：通则》

9. GB 18282.3—2009《医疗保健产品灭菌化学指示物第3部分：用于 BD 类蒸汽渗透测试的二类指示物系统》

10. GB 18282.4—2009《医疗保健产品灭菌化学指示物第4部分：用于替代性 BD 类蒸汽渗透测试的二类指示物》

11. GB 18282.5—2015《医疗保健产品灭菌化学指示物第5部分：用于 BD 类空气排除测试的二类指示物》

12. GB 27955—2011《过氧化氢气体等离子体低温灭菌装置的通用要求》

13. GB 28232—2011《臭氧发生器安全与卫生标准》

14. GB 28233—2011《次氯酸钠发生器安全与卫生标准》

15. GB 28234—2011《酸性氧化电水位生成器安全与卫生标准》

16. GB 28235—2011《紫外线空气消毒器安全与卫生标准》

17. GB 28931—2012《二氧化氯消毒剂发生器安全与卫生标准》

18. GB 30689—2014《内镜自动清洗消毒机卫生要求》

19. GB/T 19285—2012《紫外线杀菌灯》

20. GB/T 30690—2014《小型压力蒸汽灭菌效果监测方法和评价要求》

（三）卫生用品相关标准

1. GB 15979—2002《一次性使用卫生用品标准》

2. GB 19192—2003《隐形眼镜护理液卫生要求》（附第1号修改单）

3. GB 19877.1—2005《特种洗手液》

4. GB/T 27728—2011《湿巾》

5. GB/T 20808—2011《纸巾纸》

6. GB/T 8939—2008《卫生巾（含卫生护垫）》

7. GB/T 27589—2011《纸餐盒》

8. GB/T 27590—2011《纸杯》

9. GB/T 27591—2011《纸碗》

10. GB/T 28004—2011《纸尿裤（片、垫）》

11. WS 575—2017《卫生湿巾卫生要求》

12. QB/T 4763—2014《纸浆模塑餐具》

（四）其他标准

1. GB 15981—1995《消毒与灭菌效果的评价方法与标准》

2. GB 50073—2013《洁净厂房设计规范》

3. GB/T 24628—2009《医疗保健产品灭菌生物与化学指示物　测试设备》

4. GB/T 32310—2015《医疗保健产品灭菌化学指示物　选择、使用和结果判定指南》

5. GB/T 33417—2016《过氧化氢气体灭菌生物指示物检验方法》

6. GB/T 33418—2016《环氧乙烷灭菌化学指示物检验方法》

7. GB/T 33419—2016《环氧乙烷灭菌生物指示物检验方法》

8. GB/T 33420—2016《压力蒸汽灭菌生物指示物检验方法》

9. WS/T 327—2011《消毒剂杀灭分枝杆菌评价要求》

10. WS/T 466—2014《消毒专业名称术语》

（五）技术规范

1.《消毒技术规范》（2002版）（卫法监发〔2002〕282号）

2. 卫生部关于印发《次氯酸钠消毒剂卫生质量技术规范》和《戊二醛类消毒剂卫生质量技术规范》的通知（卫监督发〔2007〕265号）

3. 卫生部办公厅关于印发《漂白粉、漂粉精类消毒剂卫生质量技术规范（试行）》的通知（卫监督发〔2010〕204号）

四、有关批复

1. 卫生部关于同意对经营过期一次性卫生用品按照经营不符合国家卫

生标准的卫生用品进行查处的批复(卫法监发〔2001〕213号)

2. 卫生部法监司关于消毒剂对 SARS 病毒杀灭作用有关问题的复函(卫法监食便函〔2003〕206号)

3. 卫生部法监司关于与生活饮用水接触的消毒剂和消毒器械有关问题的复函(卫法监食便函〔2003〕241号)

4. 卫生部法监司关于内镜消毒清洗机生产监管问题的复函(卫法监食便函〔2003〕418号)

5. 卫生部办公厅关于消毒产品监管有关问题的复函(卫办监督函〔2004〕377号)

6. 卫生部关于对《消毒管理办法》有关适用问题的复函(卫政法函〔2004〕317号)

7. 卫生部关于超越许可范围生产的消毒产品适用法律问题的批复(卫监督函〔2007〕235号)

8. 卫生部关于口腔黏膜消毒产品监管问题的批复(卫监督函〔2008〕206号)

9. 卫生部关于消毒产品法律适用问题的批复(卫监督函〔2009〕21号)

10. 关于调整医用室内空气消毒设备管理的通知(国食药监械〔2009〕582号)

11. 国家卫生计生委关于厨房纸巾有关问题的复函(国卫法制函〔2016〕53号)

12. 国家卫生计生委关于消毒产品命名有关问题的批复(国卫监督函〔2016〕251号)

13. 国家卫生计生委监督局关于过硫酸氢钾有关问题的复函(国卫监督传便函〔2016〕63号)

14. 国家卫生计生委关于奶瓶消毒机有关问题的批复(国卫监督函〔2017〕111号)

15. 国家卫生计生委关于检验检测机构认定有关问题的批复(国卫监督函〔2017〕180号)

五、法律法规相关规定

《传染病防治法》第五十三条第(四)项是对用于传染病防治的消毒产品及其生产单位进行监督检查职责的规定;第二十九条是消毒产品卫生质量和许可方面的规定;第七十三条第(三)项是关于用于传染病防治的消毒产品不符合国家卫生标准和卫生规范法律责任的规定。

2016年修订后的《消毒管理办法》,对消毒产品监督管理的条款主要有

第十八条至第三十二条、第三十七条和第四十四条。其中：第十八条至第三十二条是关于消毒产品的生产经营方面的规定，共15条，主要规定了6项内容：一是消毒产品及其生产企业的基本要求；二是消毒产品生产企业的卫生许可；三是消毒产品的审批和卫生安全评价；四是消毒产品的索证；五是消毒产品标签的要求；六是禁止生产经营的消毒产品。第三十七条是关于卫生监督职责的规定；第四十四条是关于消毒产品生产经营单位法律责任的规定。

《国家卫生计生委关于取消下放部分消毒产品和涉水产品行政审批项目的公告》（2013年第1号）规定了根据《国务院关于取消和下放50项行政审批项目等事项的决定》（国发〔2013〕27号）和《国务院办公厅关于印发国家卫生和计划生育委员会主要职责内设机构和人员编制规定的通知》（国办发〔2013〕50号），取消除利用新材料、新工艺技术和新杀菌原理生产消毒剂和消毒器械之外的消毒剂和消毒器械的审批职责。自公告发布之日起，不再受理除利用新材料、新工艺技术和新杀菌原理生产消毒剂和消毒器械之外的消毒剂和消毒器械的许可申请；对公告发布之日前受理并通过技术审查的消毒剂和消毒器械，将予以通告；对公告发布之日前受理未完成技术审查程序的消毒剂和消毒器械将终止行政许可程序，由卫生监督中心将申报材料退回申请单位。

2014年施行的《消毒产品卫生监督工作规范》和《消毒产品卫生安全评价规定》均明确了消毒产品按照用途、使用对象的风险程度实行较高、中度、较低3类风险管理，并规定了同一个消毒产品涉及不同类别时，应当以较高风险类别进行管理。《消毒产品卫生监督工作规范》明确了各级卫生计生行政部门及其综合监督执法机构对消毒产品的监督职责及要求、监督内容及方法、信息管理和监督情况的处理。《消毒产品卫生安全评价规定》明确要求建立和完善消毒产品卫生安全评价制度，强化企业责任。要求企业对不需要审批的第一类、第二类消毒产品在首次上市前进行卫生安全评价，并对评价结果负责。第一类消毒产品卫生安全评价报告有效期4年，有效期届满前，应重新进行卫生安全评价。同时规定了消毒产品经营、使用单位索证的要求以及消毒产品违法行为情形的认定和查处。

需要特别说明的是，消毒产品相关的强制性标准的强制条款是监督执法的依据，必须执行，推荐性标准和强制性标准中的推荐性的条款，不能作为监督执法的依据，但是以下几种情形除外：

1. 法律法规引用的推荐性标准，在法律法规规定的范围内必须执行。

2. 强制性标准引用的推荐性标准，在强制性标准使用的范围内必须执行。

3. 企业标准里引用的推荐性标准,在企业范围内必须强制执行。

4. 在产品或其包装上标注的推荐性标注,则产品必须符合。

第三节　消毒产品卫生监督检查的内容与方法

《传染病防治法》要求对用于传染病防治的消毒产品及其生产单位进行监督检查;《消毒管理办法》要求对消毒产品生产企业执行《消毒产品生产企业卫生规范》情况进行监督检查,对消毒产品的卫生质量进行监督检查。根据《传染病防治法》和《消毒管理办法》的有关规定,依据《消毒产品卫生监督工作规范》,各级卫生计生行政部门及其综合监督执法机构应当各司其职,依法履职,做好消毒产品生产企业、在华责任单位以及消毒产品经营、使用单位的卫生监督检查工作。

一、消毒产品生产企业的监督内容与方法

消毒产品生产企业的监督内容主要包括6个方面:一是消毒产品及生产企业卫生许可资质;二是生产条件和生产过程;三是使用原材料卫生质量;四是消毒产品和物料仓储条件;五是消毒产品从业人员配备和管理情况;六是消毒产品卫生质量。具体方法按照《消毒产品卫生监督工作规范》第十三条至第十九条,参照消毒产品生产单位监督检查要求章节。

二、在华责任单位的监督内容与方法

在华责任单位的监督内容主要包括4个方面:一是在华责任单位工商营业执照;二是新消毒产品卫生许可批件;三是新消毒产品以外的不需要行政许可的消毒产品卫生安全评价报告;四是进口消毒产品卫生质量。具体的方法按照《消毒产品卫生监督工作规范》第二十一条,参照经营、使用的消毒产品卫生监督章节。

三、消毒产品经营、使用单位的监督内容与方法

消毒产品经营、使用单位的监督内容主要包括4个方面:一是建立消毒产品进货检查验收制度情况;二是索取国产消毒产品生产企业卫生许可证、消毒产品卫生许可批件或卫生安全评价报告,核对消毒产品名称、生产企业或在华责任单位名称以及消毒产品标签(铭牌)、说明书;三是检查消毒产品使用情况;四是消毒产品卫生监督抽检情况。具体方法按照《消毒产品卫生监督工作规范》第二十三条,参照经营、使用的消毒产品卫生监督章节。

第四节 消毒产品违法行为的处理

一、对违法事实的认定

通过现场监督检查、采样，制作现场笔录、询问笔录等执法文书，收集、保存相关证据，对违法事实进行认定。

二、对违法行为的查处

各地对检查中发现消毒产品有违法行为的，要严格按照《传染病防治法》《消毒管理办法》等法律法规或按照当地地方性法规进行依法查处和处理，并及时向产品生产企业所在地或产品可能流向的卫生计生行政部门或综合监督执法机构通报信息，提出协查意见。建立不良记录名单制度，及时向社会公示不合格产品及生产企业，充分发挥社会监督作用。

1. 对消毒产品无生产企业卫生许可证或新消毒产品无新卫生许可批件的违法行为查处　消毒产品无生产企业卫生许可证或新消毒产品无新卫生许可批件的，违反了《消毒管理办法》第三十二条第（一）项，禁止生产经营无生产企业卫生许可证或新消毒产品卫生许可批准文件的消毒产品的规定，依据《消毒管理办法》第四十四条规定，由县级以上地方卫生计生行政部门责令其限期改正，可以处 5000 元以下罚款；造成感染性疾病暴发的，可以处 5000 元以上 20 000 元以下的罚款。

2. 对消毒产品卫生质量不符合要求的违法行为查处　消毒产品卫生质量不符合要求的，违反了《消毒管理办法》第三十二条第（二）项，禁止生产经营产品卫生安全评价不合格或产品卫生质量不符合要求的消毒产品的规定。依据《消毒管理办法》第四十四条规定，由县级以上地方卫生计生行政部门责令其限期改正，可以处 5000 元以下罚款；造成感染性疾病暴发的，可以处 5000 元以上 20 000 元以下的罚款。

用于传染病防治的消毒产品不符合国家卫生标准和卫生规范的，违反了《传染病防治法》第二十九条第一款的规定，依据《传染病防治法》第七十三条第（三）项规定，由县级以上人民政府卫生计生行政部门责令限期改正，没收违法所得，可以并处 5 万元以下的罚款；已取得许可证的，原发证部门可以依法暂扣或者吊销许可证；构成犯罪的，依法追究刑事责任。

3. 对消毒产品违反《消毒产品卫生安全评价规定》的违法行为查处　消毒产品违反《消毒产品卫生安全评价规定》要求的，违反了《消毒管理办法》第三十二条第（二）项，禁止生产经营产品卫生安全评价不合格或产品卫生质量不符合要求的消毒产品的规定。依据《消毒管理办法》第四十四条规定,由县级以上地方卫生计生行政部门责令其限期改正,可以处 5000 元以下罚款;造成感染性疾病暴发的,可以处 5000 元以上 20 000 元以下的罚款。

4. 对消毒产品标签说明书不符合要求的违法行为查处　消毒产品标签说明书不符合要求的,违反了《消毒管理办法》第三十一条的规定,依据《消毒管理办法》第四十四条规定,由县级以上地方卫生计生行政部门责令其限期改正,可以处 5000 元以下罚款;造成感染性疾病暴发的,可以处 5000 元以上 20 000 元以下的罚款。

第十章

消毒产品及其生产企业卫生行政许可

第一节 概 述

根据《传染病防治法》，生产用于传染病防治的消毒产品的单位和生产用于传染病防治的消毒产品，应当经省级以上卫生计生行政部门审批。目前，我国对消毒产品生产企业的卫生行政许可由省级卫生计生行政部门负责审批，在国内从事消毒产品生产、分装的单位和个人，必须按照规定要求申领消毒产品生产企业卫生许可证；取得消毒产品生产企业卫生许可证的生产企业生产经营新消毒产品，则需要向国家卫生健康委申请卫生行政许可批件。

2010 年，原卫生部颁布的《消毒产品生产企业卫生许可规定》中具体规定了在国内从事消毒产品生产、分装的单位和个人，必须按照本规定要求申领《消毒产品生产企业卫生许可证》。消毒产品生产企业卫生许可证是对生产企业的卫生条件符合《消毒产品生产企业卫生规范》的核准，不是对产品的许可，因此，消毒产品生产企业卫生许可证不得注明具体产品的名称，以区分和杜绝以发放生产企业卫生许可证的名义发放消毒产品卫生许可。

自国家加强依法行政，深化行政审批制度改革以来，特别是近年国务院提出进一步简政放权，加强事中事后的监管要求，原卫生部和原国家卫生计生委对消毒产品卫生行政许可先后进行了 7 次调整；清理规范、取消了一批实施行政审批中介服务等事项，如取消"中文译文应经中国公证机关公证""消毒产品生产企业卫生行政许可延续申请材料中的健康证明""补发卫生许可证申请的登报遗失申明"和"卫生计生行政部门对消毒产品检验机构的认定"等。

2005 年开始，原卫生部着手改革消毒产品（消毒剂、消毒器械）卫生行政许可审批制度，由对部分审批产品改为事后备案管理、企业根据相关产品的卫生质量技术规范自我进行卫生安全评价。2013年，取消了除利用新材料、新工艺技术和新杀菌原理生产消毒剂和消毒器械之外的消毒剂和消毒器械的审批，代之以企业落实产品主体责任，根据国家的相关法规、标准和技术规范进行卫生安全评价，并在首次上市前完成评价和备案。同时，原国家卫生计生委及时对健康相关产品的卫生行政许可程序、消毒剂和消毒器械卫生行政许可申报与受理、生产企业卫生条件审核等进行调整、完善和规范。

2014年原国家卫生计生委颁发《消毒产品卫生监督工作规范》（国卫办监督发〔2014〕40号），进一步明确了卫生计生行政部门及其综合监督执法机关的消毒产品生产企业卫生行政许可工作职责和新消毒产品生产能力审核及采封样的工作要求。

目前，有的省份根据本省行政权力下放的要求，将消毒产品生产企业卫生许可的审批职能，下放到设区的市级或县级卫生计生行政部门。

第二节　消毒产品生产企业卫生行政许可依据

消毒产品及其生产企业许可依据主要是《传染病防治法》《行政许可法》《食品安全法》《消毒管理办法》《卫生行政许可管理办法》《消毒产品生产企业卫生许可规定》《国务院关于取消和下放50项行政审批项目等事项的决定》《国家卫生和计划生育委员会主要职责内设机构和人员编制规定》和《新消毒产品和新涉水产品卫生行政许可管理规定》等。

许可所依据的主要法律法规的具体要求为：

《传染病防治法》第二十九条是关于消毒产品及其生产企业应经省级以上人民政府卫生计生行政部门审批的规定。

《消毒管理办法》第二十条规定了消毒产品生产企业卫生应当取得所在地省级以上卫生计生行政部门发放的卫生许可证后，方可从事消毒产品的生产。第二十六条第一款生产、进口利用新材料、新工艺技术和新杀菌原理生产消毒剂和消毒器械应当按照本办法规定取得国家卫生计生委颁发的新卫生许可批件。

《国务院关于取消和下放50项行政审批项目等事项的决定》（国发〔2013〕27号）和《国家卫生和计划生育委员会主要职责内设机构和人员编制规定》（国办发〔2013〕50号），取消了除利用新材料、新工艺技术和新杀菌原理生产消毒剂和消毒器械之外的消毒剂和消毒器械的审批职责，也即保留了新消毒产品的审批职责。《新消毒产品和新涉水产品卫生行政许可管理规定》（国卫办监督发〔2014〕14号）对新消毒产品的审批要求做出了具体的规定。

《食品安全法》第五十条规定了食品生产者采购食品原料、食品添加剂、食品相关产品,应当查验供货者的许可证和产品合格证明文件;同时第二条第(三)项规定了食品相关产品包括了用于食品的消毒剂。

《行政许可法》第十二条第(四)项规定了直接关系公共安全、人身健康、生命财产安全的重要设备、设施、产品、物品,需要按照技术标准、技术规范,通过检验、检测、检疫等方式进行审定的事项可以设定行政许可。消毒产品属于直接关系人身健康的产品,需要按照消毒产品相关卫生标准、技术规范,通过检验等方式进行审定。

《卫生行政许可管理办法》共八章七十条,对包括消毒产品在内的卫生行政许可的依据、范围、职责、要求、申请与受理、审查与决定、听证、变更与延续、监督检查、法律责任以及卫生行政许可文书样本等进行了详细的规定。

《消毒产品生产企业卫生许可规定》共计二十七条,对消毒产品生产企业许可的依据、范围、职责、申请与受理、审查与决定、变更与延续、生产企业迁移厂址、另设分厂或车间以及卫生许可证上填写的内容、遗失、注销等进行了详细的规定。其中:

第二条明确规定了在国内从事消毒产品生产、分装的单位和个人,必须按照该规定要求申领《消毒产品生产企业卫生许可证》,消毒产品生产企业一个生产场所一证;一个集团或公司拥有多个生产场所的,应分别申请卫生许可证。第二十一条规定了消毒产品生产企业迁移厂址、另设分厂或车间的,应按照本规定第五条的要求向生产场所所在地省级卫生计生行政部门申请卫生许可证。

第三条、第四条和第八条规定了省级卫生计生行政部门负责本行政区域内的消毒产品生产企业卫生许可和监督管理工作,应严格按照《消毒产品生产企业卫生规范》和国家其他有关规范、标准和规定要求对生产企业进行卫生许可审核;省级卫生计生行政部门受理申请后,应当对申请材料进行审查,及时指派2名以上卫生监督员或委托下一级卫生计生行政部门按照本规定和《消毒产品生产企业卫生规范》的要求,对生产场所进行现场核实。

第五条和第十条规定了申请消毒产品生产企业卫生许可的单位和个人应向生产场所所在地省级卫生计生行政部门提出申请,按要求提交申请材料并对申请材料的真实性负责,承担相应的法律责任;经省级卫生计生行政部门审查核实,对生产场所符合《消毒产品生产企业卫生规范》、申请材料符合本规定要求的,作出准予卫生行政许可的决定;对不符合的,不予批准,申请人提交的申请材料不予退回。

原国家卫生计生委颁布实施的《新消毒产品和新涉水产品卫生行政许可管理规定》，规定了新消毒产品的许可依据、范围、职责、申请与受理要求、审查与决定。新消毒产品依据《利用新材料、新工艺技术和新杀菌原理生产消毒剂和消毒器械判定依据》进行判定；原国家卫生计生委设立新消毒产品评审委员会，承担新消毒产品技术评审工作，并根据评审委员会的技术评审结论作出是否批准的决定。

第三节 消毒产品生产企业卫生行政许可程序和要求

一、卫生行政许可流程

消毒产品生产企业应按照《消毒产品生产企业卫生许可规定》的要求向所在地省级卫生计生行政部门提出申请，经资料和生产现场监督审核，对符合《消毒产品生产企业卫生规范》的生产企业，省级卫生计生行政部门发放相应生产类别的消毒产品生产企业卫生许可证。

以省级卫生计生行政部门审批为例，流程见图10-1。

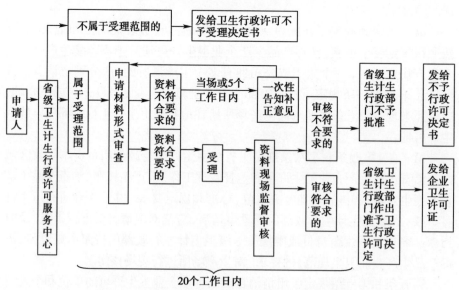

图10-1 消毒产品生产企业卫生行政许可流程示意图

消毒产品生产企业申请办理卫生许可证的，应向其所在地的省级卫生计生行政许可部门提交申请材料，省级卫生计生行政部门应当在接收申请材料时，向申请人出具行政许可申请材料接收凭证。不属于受理范围的，省级卫生计生行政部门应当发给卫生行政许可不予受理决定书；属于受理范围的，省级卫生计生行政部门对申请材料进行形式审查。经审查，申请材料符合要求的，省级卫生计生行政部门应当受理并按规定出具《卫生行政许可申请受理通知书》；申请材料不符合要求的，省级卫生计生行政部门应当当场或 5 个工作日内一次性告知申请人需要补正的全部内容，申请材料经补正符合要求的，省级卫生计生行政部门应当受理并按规定出具《卫生行政许可申请受理通知书》。

受理申请后，省级卫生计生行政部门应在规定的工作时限内对申请材料进行审查，及时指派 2 名以上卫生监督员或委托下一级卫生计生行政部门按照本规定和《消毒产品生产企业卫生规范》的要求，对生产场所进行现场监督审核，经资料和现场审核不符合要求的，省级卫生计生行政部门不予批准，并发给不予行政许可决定书；经资料和现场审核符合要求的，省级卫生计生行政部门作出准予卫生行政许可的决定，并发给消毒产品生产企业卫生许可证。

目前，部分省级卫生计生行政部门已委托设区的市、有的委托县级卫生计生行政部门承担辖区内消毒产品生产企业卫生行政许可申请的受理、申请材料审查、现场审核等工作，因此，这些省份的消毒产品生产企业卫生行政许可流程应按当地制定的许可工作程序进行。

二、卫生行政许可申请材料要求

（一）新申报、延续和变更卫生许可证的消毒产品生产企业，应按照原卫生部《消毒产品生产企业卫生许可规定》和（或）本省卫生计生行政部门消毒产品生产企业卫生行政许可审批程序和规定的有关要求，向卫生计生行政部门提交相应的申请材料。

（二）申请材料的形式审查要求

首次申请消毒产品生产企业卫生许可、延续、变更、补发，应按规定提交申请材料。

申请材料为 A4 规格纸张打印，中文使用宋体小 4 号字，英文使用 12 号字，申请表中除所附资料项目栏、法定代表人 / 负责人签字、日期等项用钢笔（水笔）填写外，其余项均应打印；申请材料内容应完整、清楚，无涂改，同一项目的填写一致，无前后矛盾；申请材料中的复印件清晰并与原件完全一致；申请材料中所有外文（国外地址除外）均应译为规范的中文，并有译文附在相应的外文资料之后；除检验机构出具的检验报告及官方证明文件外，申请材料原件应逐页加盖申请单位公章；申请材料应使用中国法定计量单位，有明显分区标志，根据目录顺序排列，并装订成册。

（三）申请材料的审查要求

1. 卫生行政许可申请表审核要求　申请表复印件（影印件）无效。申请表的内容均需打印（申请单位签章和法定代表人/负责人签字处除外）。表中申报内容应真实、准确。

申请单位（生产企业名称）：应为在工商行政管理部门依法登记（注册）的生产企业全称，并与其公章的名称相一致，不得简写。

注册地址：应为在工商行政管理部门依法登记（注册）的地址，注明其所在的市、县、镇、路（街）及门牌号码。

生产地址：应是消毒产品实际生产加工地址，注明其所在的市、县、镇、路（街）及门牌号码，如无门牌号码，应注明其所在地易辨认的位置，如电视台东侧50m等。

法定代表人/负责人：法人单位应填写法定代表人姓名，非法人单位应填写负责人姓名，法定代表人/负责人姓名应与工商行政管理部门核查核准的一致。

生产方式：应填写生产或分装，如果生产和分装均有的话，应填写生产、分装两种方式。

生产项目：应填写卫生用品或消毒剂或消毒器械。

生产类别：应按照卫生部《消毒产品生产企业卫生许可规定》附件《生产类别分类目录》填写，不得注明具体产品的名称。

申请类别：应在相应的申请类别□方框内打"√"。

所附资料：应在所提交资料前的□方框内打"√"，并与申请类别相符。

2. 工商营业执照复印件　工商营业执照复印件应与原件一致，经营范围可以不包括消毒产品。

3. 生产场地使用证明审核要求　生产场地使用证明应为本生产企业的房屋产权证明或租赁协议，并应注明生产场地所在的市、县、镇、路（街）及门牌号码，且与申请表中申请单位的生产地址一致。

4. 厂区平面图、生产车间布局平面图审核要求（示例见图10-2）

厂区平面图：应在企业整个厂区的平面图上分别绘出生产车间、辅助用房、质检用房、物料和成品仓储用房、办公用房的具体位置，并与生产现场的实际情况相符。

生产车间布局平面图：在厂区平面布局的基础上，重点绘出申报消毒产品的生产用房，如更衣室、配料间（区）、制作加工间（区）、分（灌）装间（区）、包装间（区）等场所的具体布局图，并标出各功能间（区）的使用面积，绘出人流、物流走向，以反映出人流物流分开，避免交叉的要求。

5. 生产工艺及流程图审核要求　生产工艺及流程图应按所生产产品实

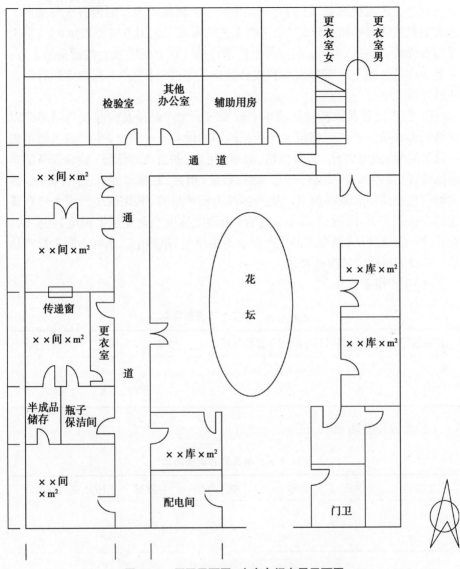

××××单位
厂区平面图、生产
车间布局平面图

图10-2 厂区平面图、生产车间布局平面图

际生产工艺如实填写,如生产多种类别的消毒产品,则应分别按生产类别提交。

生产工艺文字叙述要求如下:一是生产工艺应包括从原料配制至成品产出的全过程;二是应按产品的生产工艺流程,依照先后顺序分别叙述每道生产工艺的操作过程,并注明每道工艺的时间、温度等生产条件;三是生产工

167

艺中应有产品的半成品和成品检验工序;四是生产工艺中应有不合格品处置工序。

生产工艺流程图要求如下:一是生产工艺流程图表示的内容应与生产工艺文字叙述的内容相一致;二是生产工艺的每道工艺用方框图表示,上、下工序用直线箭头连接,时间、温度等生产条件标注在方框图或直线箭头的上方;三是生产工艺图中应有半成品和成品检验工序;四是生产工艺图中应有不合格品处置工序。

6. 生产设备及检验设备清单审核要求 生产设备及检验设备清单应以表格的形式按生产类别将拟生产产品所用的设备一一列出,生产设备清单包括设备编号、设备名称、型号规格、数量、用途、制造商等信息;检验设备清单包括设备/仪器编号、名称、型号规格、数量、用途、制造商等信息;设备/仪器名称应包括商标名或品牌名。生产多种类别产品时,共用的生产设备应在备注栏中标明。其中,生产设备应符合《消毒产品生产企业卫生规范》的要求,检验设备应能满足《消毒产品生产企业卫生规范》第四十二条对不同消毒产品出厂检验项目规定的检验要求。

(1)生产设备清单。

×××× 单位生产设备清单

设备编号	设备名称	型号规格	数量	用途	制造商

(2)检验设备清单。

×××× 单位检验设备清单

设备编号	设备、仪器名称	型号规格	数量	用途	制造商

7. 质量保证体系文件审核要求 质量保证体系文件应包括消毒产品生产标准操作规程、人员岗位责任制度、生产人员个人卫生制度、设备采购和维护制度、卫生质量检验制度、留样制度、物料采购制度、原材料和成品仓储管理制度、销售登记制度、产品投诉与处理制度、不合格产品召回及其处理制度等11项;各项标准操作规程和管理制度的内容应符合《消毒产品生产企业卫生规范》的具体要求。同一生产线生产相同工艺不同产品的生产企业,质量保

证体系文件中还应包括生产设备和容器的操作规程、清洁消毒操作规程和清场操作规程。

8. 市售消毒产品目录和产品标签说明书 / 拟生产产品目录审核要求　申请企业所生产消毒产品类别和拟生产消毒产品的类别应符合原卫生部《消毒产品生产企业卫生许可规定》附件 3《生产类别分类目录》（表 10-1）的规定，其中，延续的申请企业还应提供市售的各种消毒产品标签说明书原件。

市售消毒产品 / 拟生产消毒产品的目录应以表格形式列出，包括产品名称、使用对象或范围、剂型 / 型号。

对于延续生产企业卫生许可证的申请企业，应重点审查市售消毒产品标签说明书是否符合《消毒产品标签说明书管理规范》以及相关卫生标准、规范的要求。

表 10-1　生产类别分类目录

一、消毒剂
（一）粉剂消毒剂。
（二）片剂消毒剂。
（三）颗粒剂消毒剂。
（四）液体消毒剂。
（五）喷雾剂消毒剂。
（六）凝胶消毒剂。
对于有净化要求的，在相应类别后注明"（净化）"。
二、消毒器械
（一）压力蒸汽灭菌器。
（二）环氧乙烷灭菌器。
（三）戊二醛灭菌柜。
（四）等离子体灭菌器。
（五）臭氧消毒柜。
（六）电热消毒柜。
（七）静电空气消毒机。
（八）紫外线杀菌灯。
（九）紫外线消毒器。
（十）甲醛消毒器。
（十一）酸性氧化电位水生成器。
（十二）次氯酸钠发生器。
（十三）二氧化氯发生器。
（十四）臭氧发生器、臭氧水发生器。
（十五）其他的消毒器械（注明消毒灭菌因子）。

（十六）用于测定压力蒸汽灭菌效果的生物指示物。

（十七）用于测定环氧乙烷灭菌效果的生物指示物。

（十八）用于测定紫外线消毒效果的生物指示物。

（十九）用于测定干热灭菌效果的生物指示物。

（二十）用于测定甲醛灭菌效果的生物指示物。

（二十一）用于测定电离辐射灭菌效果的生物指示物。

（二十二）用于测定等离子体灭菌效果的生物指示物。

（二十三）用于测定压力蒸汽灭菌的化学指示物（指示卡、指示胶带、指示标签、BD试纸、BD包）。

（二十四）用于测定环氧乙烷灭菌的化学指示物（指示卡、指示胶带、指示标签）。

（二十五）用于测定紫外线消毒的化学指示物（辐照强度指示卡、消毒效果指示卡）。

（二十六）用于测定干热灭菌效果的化学指示物。

（二十七）用于测定电离辐射灭菌效果的化学指示物。

（二十八）用于测定化学消毒剂浓度的化学指示物。

（二十九）用于测定等离子体灭菌效果的化学指示物。

（三十）用于压力蒸汽灭菌且带有灭菌标识的包装物。

（三十一）用于环氧乙烷灭菌且带有灭菌标识的包装物。

（三十二）用于甲醛灭菌且带有灭菌标识的包装物。

（三十三）用于等离子体灭菌且带有灭菌标识的包装物。

三、卫生用品

（一）卫生巾、卫生护垫。

（二）卫生栓（内置棉条）。

（三）尿裤。

（四）尿布（垫、纸）。

（五）隔尿垫。

（六）湿巾、卫生湿巾。

（七）抗（抑）菌制剂（栓剂、皂剂除外）（注明具体剂型）。

（八）隐形眼镜护理液。

（九）隐形眼镜保存液。

（十）隐形眼镜清洁剂。

（十一）纸巾（纸）。

（十二）卫生棉（棒、签、球）。

（十三）化妆棉（纸、巾）。

（十四）手（指）套。

（十五）纸质餐饮具。

（十六）对于有净化要求的，在相应类别后注明"（净化）"。

9. 生产环境和生产用水检测报告审核要求 生产企业应提交 1 年内的生产环境和生产用水检测报告,检测报告应由经过计量认证的检验机构出具。不同类别的消毒产品生产企业检测项目应符合《消毒产品生产企业卫生许可规定》的要求。检验报告的结果应符合相关卫生标准和《消毒产品生产企业卫生规范》的要求。

(1)卫生用品生产企业检验报告应包括生产车间环境、紫外线灯辐射强度和生产用水的检验,对于自备消毒或灭菌器对生产的卫生用品进行消毒或灭菌处理的生产企业,还应包括消毒或灭菌效果验证检验。

隐形眼镜护理用品和抗(抑)菌制剂生产用水检验报告应审查是否按照《中华人民共和国药典》(2015 年版)二部中纯化水要求检测合格,其中,隐形眼镜护理用品的生产用水还应审查无菌试验是否合格。对于未使用市供合格的生活饮用水的卫生用品生产企业,应审查是否按照 GB 5749《生活饮用水卫生标准》的要求检测合格。

隐形眼镜护理用品 10 万级洁净度(GB 50073—2013《洁净厂房设计规范》改为 7 级)净化要求的生产车间环境检验报告应审查净化车间的温度、相对湿度、进风口风速、室内外压差、空气中 ≥ 0.5μm 和 ≥ 5μm 尘埃粒子数,工作台表面、空气细菌菌落总数检测的项目是否齐全,结果是否合格。对于抗(抑)菌制剂有 30 万级洁净度(GB 50073—2013《洁净厂房设计规范》改为 8 级)净化要求的生产车间环境检验报告应审查净化车间的温度、相对湿度、进风口风速、室内外压差、空气中 ≥ 0.5μm 和 ≥ 5μm 尘埃粒子数,工作台表面检测的项目是否齐全,结果是否合格。

无净化要求的卫生用品[包括用于洗手的抗(抑)菌制剂],生产车间环境检验报告应审查生产车间工作台表面、车间空气细菌菌落总数,工人手表面细菌菌落总数和致病菌检测的项目是否齐全,结果是否合格。

采用紫外线对车间空气进行消毒的卫生用品生产企业应审查紫外线灯辐射强度检验报告是否合格。

自备消毒或灭菌器对生产的卫生用品进行消毒或灭菌处理的生产企业,还应审查消毒或灭菌效果验证检验报告是否合格。

(2)消毒剂生产企业检验报告应包括有净化要求的生产车间生产环境、无净化要求的生产车间紫外线灯辐射强度和生产用水的检验。

有净化要求的皮肤黏膜消毒剂(不包括手消毒剂),生产车间环境检验报告应审查净化车间的温度、相对湿度、进风口风速、室内外压差、空气中 ≥ 0.5μm 和 ≥ 5μm 尘埃粒子数,工作台表面细菌菌落总数检测的项目是否齐全,结果是否合格。

采用紫外线对车间空气进行消毒的消毒剂生产企业应审查紫外线灯辐射

强度检验报告是否合格。

灭菌剂和皮肤黏膜消毒剂生产用水检验报告应审查是否按照《中华人民共和国药典》(2015年版)二部中纯化水要求全项目检测合格。对于未使用市供合格的生活饮用水的消毒剂生产企业,应审查是否按照GB 5749《生活饮用水卫生标准》的要求检测合格。

10. 委托检验协议书审核要求　产品微生物检验、需要气相色谱、高压液相色谱进行检验的,企业可以委托通过计量认证的检验机构进行检验。委托检验的生产企业应提交委托检验协议书原件,委托检验协议书应包括检验项目、检验依据、检验频次、受委托检验的检验机构检验负责人签名以及检验机构盖章等,委托时限应不超过卫生许可证的有效期。

11. 延续生产企业卫生许可证时需要重点审核的内容

(1)消毒产品卫生安全评价报告:提交的消毒产品卫生安全评价报告应符合原国家卫生计生委颁布的《消毒产品卫生安全评价规定》的有关要求。重点审核是否提交了完整的消毒产品卫生安全评价报告、各消毒产品的卫生安全评价报告的内容是否齐全,各项内容的评价结果是否符合《消毒产品卫生安全评价规定》的要求。卫生安全评价的内容应当包括产品标签(铭牌)、说明书、检验报告(含结论)、经依法备案的企业标准、消毒产品生产企业卫生许可资质等情况。其中,消毒剂、生物指示物、化学指示物、带有灭菌标识的灭菌物品包装物、抗(抑)菌制剂还包括产品配方,消毒器械还应当包括产品主要元器件、结构图。

(2)县级以上卫生计生行政部门4年来出具的卫生监督情况:应详细列出近四年内对该企业所有检查的结果和处理情况。

(3)卫生管理人员、检验人员培训证明:卫生管理人员及检验人员的名单以表格形式列出,包括姓名、性别、出生年月、学历、职务(职称)、工种、专兼职、培训及考核情况。卫生管理人员、检验人员培训合格证应为复印件并加盖所在生产企业的公章。如有调离企业的,应有相关证明资料。

(4)生产人员培训证明:审核直接从事消毒产品生产的操作人员数量和姓名是否与提供的卫生知识培训合格证明相符。卫生知识培训合格证明可用表格或卡片形式表示,注明消毒产品或健康相关产品从业人员岗位。

12. 消毒产品分装生产企业提交资料审核要求　一是大包装产品生产企业保证其生产的半成品符合相关卫生质量标准的承诺书;二是大包装产品生产企业与分装生产企业的合同协议书;三是大包装产品生产企业的消毒产品生产企业卫生许可证复印件;四是大包装产品若为须经过国家卫生健康委许可的新消毒产品,还应提交该产品的新消毒产品卫生许可批件复印件;五是大包装产品为需进行卫生安全评价的产品应提供卫生安全评价报告。

三、卫生行政许可现场审核要求

《消毒产品生产企业卫生规范》对厂区环境与布局、不同类别消毒产品生产区内设置的各功能间（区）面积和卫生要求、生产设备和检验设备、物料和仓储、卫生质量管理和人员等要求均进行了具体详细的规定。现场检查生产企业的厂区布局、生产区各功能间（区）、生产设备和检验设备以及物料和仓储等生产条件是否符合《消毒产品生产企业卫生规范》的要求。

下面重点介绍更衣室、生产车间、生产设备、检验设备和物料现场审核要求。

1. 更衣室要求　生产区内设置的更衣室，按生产环境卫生学要求分为净化车间更衣室和普通车间更衣室。

净化车间更衣室应设置一次更衣室和二次更衣室，室内均应配备衣柜、鞋架、流动水洗手等设施，并保持清洁卫生。消毒剂和卫生用品生产企业更衣室内还应配备空气消毒设施和手消毒设施，使用的空气消毒和手消毒的产品要符合国家的有关规定。

普通车间更衣室可不设置二次更衣室，应配备衣柜、鞋架、流动水洗手等设施，并保持清洁卫生。消毒剂和卫生用品生产企业普通车间的更衣室内还应配备空气消毒设施和手消毒设施，使用的空气消毒和手消毒的产品要符合国家的有关规定。

2. 生产车间要求　消毒产品生产车间的使用面积应不小于 $100m^2$，其中分装企业生产车间使用面积应不小于 $60m^2$；生产车间净高不低于 2.5m。除了使用面积的要求，《消毒产品生产企业卫生规范》还对生产车间各功能间（区）的设置、布局和卫生要求进行了详细的规定：

消毒剂、化学（生物）指示物、抗（抑）菌制剂、隐形眼镜护理用品、卫生湿巾、湿巾的生产企业生产车间包括：配料间（区）、制作加工间（区）、分（灌）装间（区）、包装间（区）等。分装企业生产车间至少包括：分（灌）装间（区）、包装间（区）等。各功能间（区）应按生产工艺流程进行合理布局，人流物流要分开，避免交叉。生产车间地面、墙面、顶面和工作台面所用材质应便于清洁。

皮肤黏膜消毒剂（手消毒剂除外）、皮肤黏膜抗（抑）菌制剂［用于洗手的抗（抑）菌制剂除外］等产品配料、混料、分装工序应在 30 万级（8 级）空气洁净度以上净化车间进行，隐形眼镜护理用品生产（包装除外）、分装应在 10 万级（7 级）空气洁净度以上净化车间进行，生产区应根据各自消毒产品的洁净度级别按生产工艺和产品质量要求合理布局，分为一般生产区、控制区和洁净室（区）。同一生产区内或相邻生产区间的生产操作，不得相互污染，不同洁净度级别的生产车间避免交叉污染。

消毒剂和卫生用品生产企业应当根据产品生产的卫生要求对生产车间环境采取消毒措施,所使用的消毒产品应符合国家有关规定。洁净室(区)应定期进行消毒处理。采用的消毒方法对设备不得产生污染和腐蚀,对原辅料、半成品、成品及包装材料不得产生污染,对生产操作人员的健康不得产生危害。

根据《消毒产品生产企业卫生许可规定》的规定,已取得生产企业卫生许可证的消毒产品生产企业,在延续卫生许可证时不得擅自改变经核准的生产工艺、生产车间布局。

3. 生产设备要求　生产企业应具备适合所生产的消毒产品生产特点和工艺、满足生产需要、保证产品质量的生产设备,并应符合《消毒产品生产企业卫生规范》的要求。生物指示物应采用专用的生产设备加工、生产。分装企业可以根据具体情况适当调整生产设备。

4. 检验设备要求　生产企业应具备适合所生产的消毒产品生产特点和工艺、满足生产需要、保证产品质量的检验仪器设备。并按照《消毒产品生产企业卫生规范》的要求建立与其生产能力、产品自检要求相适应的卫生质量检验室。根据产品特点和出厂检验项目的要求设置理化和(或)微生物检验室。

5. 物料和仓储要求　检查申请企业物料仓储库房和生产过程及生产过程记录,判断生产所用物料是否能满足所生产消毒产品的质量要求,是否符合相关质量标准和卫生计生行政部门的有关要求,能否提供相应的检验报告或相应的产品质量证明材料。是否有消毒产品禁止使用的抗生素、抗真菌药物、激素等物料的违法行为。同时检查所生产的消毒产品生产用水的水质是否符合以下要求:隐形眼镜护理用品的生产用水应为无菌的纯化水;灭菌剂、皮肤黏膜消毒剂和抗(抑)菌制剂的生产用水应符合纯化水要求;其他消毒剂、卫生用品的生产用水应符合 GB 5749《生活饮用水卫生标准》的要求。

四、不予延续生产企业卫生许可证的申请事项的示例介绍

1. 示例　某企业延续生产企业卫生许可证的申请事项不予受理

2. 示例简介　2007 年 ×× 月 ×× 日,×× 省卫生厅卫生监督员对某消毒产品生产企业许可延续申报材料进行审核时,发现行政许可申请表中生产方式为生产,生产项目为卫生用品类,生产类别为抗(抑)菌制剂(栓剂、皂剂除外)(液体)。但其提供的生产工艺、流程图及生产产品目录仅有"足爽"一个产品,且市售产品标签(含说明书)标注的产品名称为"足爽",用途为对人体足部有抗菌功效,生产企业卫生许可证号为"× 卫消证字(2003)

第 ××××号"。

3. 处理结果 经形式审查,最终认定:该企业延续生产企业卫生许可证的申请不符合原卫生部《关于调整消毒产品监管和许可范围的通知》(卫监督发〔2005〕208 号)和《卫生行政许可管理办法》的规定,因此 ××省卫生厅对该企业延续生产企业卫生许可证的申请,出具卫生行政许可申请不予受理决定书;同时,告知该企业不得在"足爽"产品的包装、标签和说明书上标识消毒产品生产企业卫生许可证号等任何与消毒产品管理有关的许可证明编号。

4. 评析 为进一步加强对消毒产品的监督管理,规范对消毒产品的卫生行政许可,严格区分消毒产品与具有治疗药效功能产品的管理,2005 年,原卫生部印发了《关于调整消毒产品监管和许可范围的通知》(卫监督发〔2005〕208 号),明确规定自通知发布之日起,专用于人体足部、眼睛、指甲、腋部、头皮、头发、鼻黏膜等特定部位的具有消毒或抗(抑)菌功能的产品不再纳入消毒产品进行受理、审批和监管。对于已经获得卫生用品备案凭证的用于人体足部、眼睛、指甲、腋部、头皮、头发、鼻黏膜等特定部位的抗(抑)菌制剂、口罩和避孕套,自 2006 年 1 月 1 日起,新生产的产品不得再以消毒产品的名义销售,不得在产品包装、标签和说明书上标识任何与消毒产品管理有关的许可证明编号,如消毒产品生产企业卫生许可证号、消毒产品卫生许可批件文号、消毒产品备案文号等。

《卫生行政许可管理办法》第十二条规定,申请事项依法不属于卫生行政部门职权范围的,应当即时作出不予受理的决定,并告知申请人向有关行政机关申请。

第四节 新消毒产品卫生行政许可程序和要求

一、卫生行政许可流程新消毒产品卫生行政许可流程

具体见图 10-3。

申请办理新消毒剂、消毒器械消毒产品卫生许可批件的国产消毒产品生产企业,首先应取得相同生产项目、生产类别的消毒产品生产企业卫生许可证,再向其所在地的省级综合监督执法机构申请对所申报产品的生产能力审核和采封样申请。省级综合监督执法机构应在 5 个工作日内到生产现场进行生产能力现场审核,符合要求的,卫生监督员对所申报的产品在现场随机采样封样,由申请人将所封样品送具有资质的检验机构检验,检验结果合格的,进入新消毒产品卫生行政许可程序。

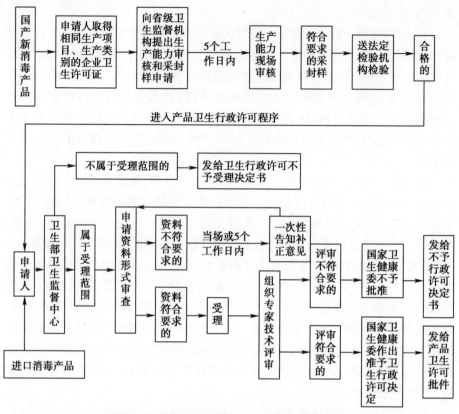

图 10-3　新消毒产品卫生行政许可流程示意图

　　进口的新消毒剂、新消毒器械经产品检验后,该产品的在华责任单位直接向国家卫生计生委申请卫生行政许可。

　　申请人应当直接向国家卫生健康委提交新消毒剂、新消毒器械卫生行政许可申请材料。申请事项依法不需要取得卫生行政许可的,国家卫生健康委应当即时告知申请人不予受理;申请事项依法不属于国家卫生健康委职权范围的,国家卫生健康委应当即时作出不予受理的决定,并告知申请人向有关行政机关申请;申请材料存在可以当场更正的错误,国家卫生健康委应当允许申请人当场更正,但申请材料中涉及技术性的实质内容除外。申请人应当对更正内容予以书面确认。申请材料不齐全或不符合法定形式的,国家卫生健康委应当在 5 个工作日内出具《申请材料补正通知书》,一次告知申请人需要补正的全部内容,逾期不告知的,自收到申请材料之日起即为受理;补正的申请材料仍然不符合有关要求的,可以要求继续补正。申请事项属于国家卫生健康委职权范围、申请材料齐全、符合法定形式,或者申请人按照要求提交全部补正申请材料并符合要求的,国家卫生健康委应当受理,出具《卫生行政许可申请受理通知书》，并告知组织技术评审的期限。

国家卫生健康委出具的《卫生行政许可申请材料接收凭证》《申请材料补正通知书》《卫生行政许可申请受理通知书》，应当注明日期和加盖行政许可专用印章，一式两份，一份交申请人，一份归入档案备查。在卫生行政许可受理决定作出前，申请人书面提出终止行政许可申请的，国家卫生健康委应当将全部申请材料退还申请人。

国家卫生健康委应当在 60 个工作日内组织评审委员会对受理的新消毒产品申请材料进行技术评审。评审委员会对新产品进行风险性评估（含卫生安全、功效等），并作出技术评审结论。在技术评审过程中评审委员会认为需要对产品生产现场进行审查或核查的，评审委员会应当指派 2 名以上评审委员进行现场审查或核查。需要申请人就有关技术问题进行现场答辩的，申请人应当予以配合。在技术评审过程中评审委员会认为需要对检验结果和检验方法（或评价方法）进行验证试验的，由评审委员会确定产品的验证检验项目、检验方法、检验样品要求以及是否采样封样。验证试验应当具有资质的检验机构进行；评审委员会认为需要对产品进行采样封样的，申请人应当向当地省级综合监督执法机构提出申请，省级综合监督执法机构在接到申请后 20 个工作日内，应指派 2 名以上卫生监督人员根据评审委员会要求，按照有关规定对产品进行采样封样，所封样品应当为同一生产批号的产品。

申请人送检样品为封样产品的，承担验证试验的检验机构接收样品时，应当对样品、封条及采样单等进行检查核对，封条破损的样品不予接收。检验机构出具的检验报告应当附产品彩色照片、检验申请表、检验受理通知书、产品说明书、采样单，所有材料均需逐页加盖检验专用章。

国家卫生健康委自收到技术评审结论之日起 20 个工作日内依法作出是否批准的卫生行政许可决定；20 个工作日内不能作出卫生行政许可决定的，可以延长 10 个工作日，并出具《卫生行政许可决定延期通知书》，将延期理由告知申请人。

对评审符合要求的，国家卫生健康委作出准予卫生行政许可决定，发给新消毒产品卫生许可批件，申请人凭《卫生行政许可申请受理通知书》原件和领取人身份证件领取卫生行政许可相关文件。评审不符合要求的，国家卫生健康委不予批准，出具不予行政许可决定书。

二、申请材料的要求

《新消毒产品申报受理规定》对申请新消毒产品提交的材料进行了规定，要求提供以下申请材料：

1. 新消毒产品卫生行政许可申请表。

2. 省级综合监督执法机构出具的生产能力审核意见。

3. 研制报告。

4. 质量标准。

5. 检验方法。

6. 产品生产国（地区）允许在当地生产销售的证明文件（进口新消毒产品）。

7. 在华责任单位授权书（进口新消毒产品）。

8. 申报委托书（委托代理申报时需要提供）。

9. 可能有助于审查的其他材料。

另附送审样品 1 件。长度（或宽度或高度）≥ 150cm 同时重量 ≥ 100kg 的，提供彩色照片（显示外观和内部结构）。

同时规定补正材料应当提交补正通知书和相关补正材料；补充材料应当包括行政许可技术评审延期通知书（复印件）和相关补充材料；申请人在审查决定作出前申请终止申报的，应当提交新消毒产品卫生行政许可终止申报申请表；申请复核的应当提交不予行政许可告知书和复核申请说明。

三、其他

国家卫生健康委定期公告取得卫生行政许可的新消毒产品批准内容。自公告发布之日起，列入公告的产品不再按新消毒产品进行卫生行政许可，但应按消毒产品卫生安全评价规定的有关要求进行评价，合格后方可上市。

第五节　违法行为的查处和案例介绍

一、对违法事实的认定

通过现场监督检查、采样，制作现场笔录、询问笔录等执法文书，收集、保存相关证据，对违法事实进行认定。

二、案例介绍

消毒产品生产企业无生产企业卫生许可证或新消毒产品无卫生许可批件的，应当责令立即停止非法生产销售，并要求企业及时召回上市的产品；可依据《消毒管理办法》第四十四条的规定，处以 5000 元以下罚款的行政处罚。

1．案由　某企业生产经营未取得新消毒产品卫生许可批件案。

2．案情简介　2016年5月中旬，××省卫生计生委根据群众举报的"××市××医院使用了无卫生许可批件的消毒产品"线索，组织卫生监督员对该医院进行核查。检查发现：①该医院治疗室操作台、肠道门诊物体表面等表面消毒使用的是该省××公司生产的××牌新型长链季铵盐消毒剂，标注的生产企业卫生许可证号为×卫消证字（2013）第×××号，说明书标注的主要有效成分为一种新型长链季铵盐成分，其含量为4.0%~5.0%。经进一步与《利用新材料、新工艺技术和新杀菌原理生产消毒剂和消毒器械判定依据》核对，判定该新型长链季铵盐原料成分属于新材料；该产品的最小销售包装标签和说明书上均未标注新消毒产品卫生许可批件号。②该医院未能提供××牌新型长链季铵盐消毒剂的产品卫生许可批件索证材料。③该医院设备科库房存放未启封的××牌新型长链季铵盐消毒剂（规格为1kg/桶、生产日期为20160310、有效期为2年）共计7箱（6瓶/箱）。经核查，该医院共购进该消毒剂10箱，已使用了3箱，但未造成医院感染的发生、流行，也未造成肠道传染病的传播。

同时，卫生监督员对该公司进行了现场监督检查，确认该公司生产了××牌新型长链季铵盐消毒剂并销往被举报医院。

3．处理结果　该公司违反了《消毒管理办法》第三十二条第（一）项的规定，依据《消毒管理办法》第四十四条，责令该企业立即整改，停止生产销售××牌新型长链季铵盐消毒剂，并立案查处，处以罚款人民币4500元的行政处罚。

该医院违反了《消毒管理办法》第七条"未执行消毒产品进货检查验收制度"的规定，另案处理。

4．评析

（1）根据《国务院关于取消和下放50项行政审批项目等事项的决定》（国发〔2013〕27号）和《国务院办公厅关于印发国家卫生和计划生育委员会主要职责内设机构和人员编制规定的通知》（国办发〔2013〕50号）要求，国家卫生计生委取消了除利用新材料、新工艺技术和新杀菌原理生产消毒剂和消毒器械之外的消毒剂和消毒器械的行政审批。

该产品主要杀菌成分为一种新型的长链季铵盐，根据原国家卫生计生委发布的《利用新材料、新工艺技术和新杀菌原理生产消毒剂和消毒器械判定依据》进行判定，该新型的长链季铵盐原料未列入该判定依据消毒剂原料有效成分清单中，也未列入《中华人民共和国药典》（2015年版）中消毒防腐类，同时也未列入现行的国家卫生标准、规范中。因此该公司生产的××牌新型长链季铵盐消毒剂属于利用新材料生产的消毒剂，即新消毒产品。

（2）根据《国务院办公厅关于印发国家卫生和计划生育委员会主要职责

内设机构和人员编制规定的通知》（国办发〔2013〕50号）和原国家卫生计生委《新消毒产品和新涉水产品卫生行政许可管理规定》（国卫办监督发〔2014〕14号）的要求，××牌新型长链季铵盐消毒剂属于新消毒产品卫生行政许可的范围，仍然应当取得原国家卫生计生委颁发的新消毒产品卫生许可批件后，方可上市销售。

第十一章

消毒产品生产企业卫生监督

第一节 概　　述

消毒产品生产企业卫生监督是卫生计生行政部门及其综合监督执法机构依据《传染病防治法》《消毒管理办法》等有关法律法规规定对消毒产品生产企业进行监督检查、督促整改，并对违反相关法律法规的单位和个人依法追究其法律责任的卫生行政执法行为。其目的是促使生产企业规范生产经营行为，保证消毒产品的质量，从而预防和控制传染性疾病的传播，保障人体健康和公共卫生安全。

为加大对消毒产品生产企业的监管力度，原卫生部依据《传染病防治法》《消毒管理办法》出台了一系列规范性文件，如《消毒产品生产企业卫生规范》《消毒产品标签说明书管理规范》《消毒产品卫生安全评价规定》等，为贯彻落实《国务院关于取消和下放 50 项行政审批项目等事项的决定》，原国家卫生计生委办公厅于 2013 年 9 月 10 日印发了《关于进一步加强消毒产品监管工作的通知》(国卫办监督发〔2013〕18 号)，要求进一步加强对生产企业的监督检查，切实做好取消除新消毒产品外行政审批后的后续监管。2014 年出台的原国家卫生计生委《消毒产品卫生监督工作规范》，明确了各级卫生计生行政部门及其综合监督执法机构的职责，按照消毒产品风险程度实行分类监管，县级综合监督执法机构负责辖区内所有消毒产品生产企业卫生监督，每年不少于 1 次；市级综合监督执法机构对辖区内第一类和第二类消毒产品生产企业开展卫生监督，每年不少于 1 次；省级综合监督执法机构负责辖区内所有消毒产品生产企业抽查。

第二节　消毒产品生产企业监督检查内容和方法

《消毒产品卫生监督工作规范》第一章第一节明确了对消毒产品的监督内容及方法。

一、卫生许可检查

现场检查生产企业是否持有效生产企业卫生许可证,重点核查生产企业的生产地址是否与省级卫生计生行政部门核发的生产企业卫生许可证载明的一致,是否在有效期内;现场核查生产企业实际产品的生产方式、生产项目、生产类别是否与生产企业卫生许可证载明的一致;现场核查生产工艺、生产车间布局是否与许可时一致;现场核查单位名称、法定代表人(负责人)、注册地址、生产单位名称及路牌是否与许可时一致。

现场检查生产企业有无生产新消毒产品,若有则进一步核查有无取得由国家卫生健康委核发的新消毒产品卫生许可批件。

二、生产条件和生产过程的检查

(一)消毒产品生产条件的检查

1. 现场检查生产企业的厂区布局、生产区、生产设备和检验设备等生产条件是否符合《消毒产品生产企业卫生规范》要求。

2. 现场检查是否擅自改变经核准的生产工艺、生产车间布局等。可以通过卫生行政许可档案进行判定。

3. 现场查看洁净厂房净化设备、生产设备能否正常运转,必要时可对生产环境、生产用水的卫生质量进行现场采样、监测。

(二)生产过程的检查

1. 现场检查生产的各项标准操作规程和管理制度执行情况。

2. 现场检查生产过程各项记录是否完整、是否可保证溯源、有无随意涂改,是否妥善保存至产品有效期后 3 个月。

三、原材料卫生质量的检查

1. 检查取得新消毒产品卫生许可批件的消毒剂所用原料名称、规格、等级及其原料所用量是否与国家卫生健康委批准时的配方相符。

2. 检查不需要取得产品卫生许可批件的消毒剂和抗(抑)菌制剂所用原料名称、CAS 号、原料商品名称、原料含量、等级及其原料所用量是否与该产品卫生安全评价报告附件中的配方相符。

3. 检查其他卫生用品是否索取无毒、无害、无污染的相应检验报告或证明材料，原材料是否与生产产品的配方组分、规格、等级要求相符。

4. 检查消毒产品原料库中是否有国家卫生健康委规定的禁用物质。

5. 检查消毒产品使用原料的采购记录、入库登记、检验报告或相应的产品质量证明材料以及原料出入库记录是否完整，是否禁止使用不合格原料。

6. 检查消毒产品生产企业是否将国家规定的禁用物质（如：抗生素、抗真菌药物、激素等）添加到原料中使用。

四、仓储条件的检查

现场检查消毒产品仓储条件是否符合《消毒产品生产企业卫生规范》要求。

1. 仓储区应保持清洁和干燥，有通风、防尘、防鼠、防虫等设施，并有堆物垫板、货物架等。通风、温度、相对湿度等的控制应满足仓储物品的存储和卫生要求。

2. 储物存放应离地、离墙存放，距离不小于 10cm、离顶不小于 50cm。仓储区内应分区、分类储物，有明显标志。物料和成品应当分库（区）存放，有明显标志。待检产品、合格产品、不合格产品应分开存放，有易于识别的明显标志。

3. 其中挥发性原材料储存时还应注意避免污染其他原材料；易燃、易爆的消毒产品及其原材料的验收、储存、保管、领用要严格执行国家有关的规定。仓储应符合防雨、防晒、防潮等要求。

五、从业人员的检查

1. 检查企业是否配备专职或兼职卫生管理人员、质量管理人员。

2. 查阅直接从事消毒产品生产的操作人员的健康证明，查阅生产操作人员和质量检验人员岗前培训资料和检验人员学历证明。

3. 查看生产过程中人员的卫生状况是否符合《消毒产品生产企业卫生规范》的要求。

六、消毒产品卫生质量的检查

1. 消毒产品卫生质量检验的检查

（1）现场核查是否建立健全卫生质量检验制度、留样制度；查看出厂检验报告，检查企业是否按《消毒产品生产企业卫生规范》的规定项目开展出厂检验，出厂检验项目、检验频次和检验结果是否符合规定。

（2）检查检验人员的资质及检验设备是否符合《消毒产品生产企业卫生规范》的要求等。

（3）查看委托检验条件是否符合要求。《消毒产品生产企业卫生规范》对不同类别生产企业生产的消毒产品出厂检验项目和委托检验条件作出了具体规定。

出厂检验项目规定如下：①消毒器械生产企业应对每个产品消毒作用因子强度进行检测；无特定消毒作用因子强度检测方法的消毒器械生产企业，应建立能保证该产品质量的相应技术参数、检测指标及方法，并对每个产品进行检测。②化学（生物）指示物生产企业应建立能保证该产品质量的相应技术参数、检测指标及方法，并对每个投料批次产品进行检测。③消毒剂、抗（抑）菌制剂生产企业应对每个投料批次产品的 pH、有效成分含量、净含量和包装密封性进行检测；无特定有效成分含量检测方法的皮肤黏膜消毒剂、灭菌剂、抗（抑）菌制剂不能进行有效成分含量检测的，应作 pH、相对密度、净含量和包装密封性指标测定。④隐形眼镜护理用品生产企业应根据产品质量特点对每个投料批次生产的产品按照《隐形眼镜护理液卫生要求》（GB 19192）进行理化指标、微生物污染指标和细菌、真菌等消毒效果指标检测；无特定有效成分含量检测方法的，应对有效成分含量除外的其他理化指标进行检测。⑤其他一次性使用卫生用品生产企业应当对每个投料批次的产品进行微生物指标和包装完整性检测，湿巾还应进行包装密封性检测，卫生湿巾还应进行有效成分含量、包装密封性检测。纸杯的批次还应符合《纸杯》（GB/T 27590—2011）的规定。

委托检验的规定如下：①生产企业有微生物检验条件的可以接受其分装企业、另设分厂（车间）的委托，对产品微生物指标进行检验；②生产企业无微生物检验条件的应委托通过计量认证的检验机构对产品微生物指标进行检验。

2. 消毒产品标签（铭牌）和说明书的检查 检查消毒产品标签说明书标注的内容是否符合《消毒管理办法》《消毒产品标签说明书管理规范》及相关标准、规范和规定的要求。

（1）对于取得新消毒产品卫生许可批件的消毒剂、消毒器械的标签、说明书，重点检查以下内容：产品名称、剂型、型号、批准文号、有效成分及其含量、杀灭微生物类别、使用范围、使用方法、消毒剂的有效期、消毒器械的使用寿命、注意事项等内容是否与卫生许可批件相符；在产品标签、说明书上标注的其他信息是否真实。

（2）对于需要进行卫生安全评价的消毒剂、消毒器械、抗（抑）菌制剂的标签、说明书，重点检查：产品名称、剂型、型号、有效成分及其含量（杀菌因子及其强度）、杀灭微生物类别、使用范围、使用方法、消毒剂的有效期、消毒器械的使用寿命、注意事项等内容是否与卫生安全评价报告相符；标注的其他信息是否真实。

（3）对于不需要取得产品卫生许可或进行卫生安全评价的卫生用品的标签、说明书，检查是否符合《消毒产品标签说明书管理规范》及标准的相关规定。重点检查以下内容：

1）标注的产品名称是否符合要求。

2）标注的内容是否存在虚假夸大、明示或暗示对疾病的治疗作用和效果。

3）标注的内容是否标注了禁止标注的内容。

4）标注的内容是否有类药用语。

5）标注的主要原料有效成分含量是否符合该产品执行标准规定的范围、植物成分的其主要植物拉丁文名称等内容是否完整。

6）标注的抑／杀微生物类别、使用范围、使用剂量、使用方法、消毒剂或卫生用品的有效期或保质期以及消毒器械的主要元器件使用寿命等内容是否有相应的有效检验报告等。

7）是否标注无效的生产企业卫生许可证号、执行标准号；其中，企业标准应依法备案，其内容应符合国家标准规范、规定的有关要求。

8）标注的注意事项、生产日期和有效期（卫生用品为保质期）或者生产批号，生产企业名称、地址、联系方式等内容是否完整。

3. 消毒产品卫生安全评价情况的检查

详见第五章。

4. 消毒产品的抽检

1）样品采集　样品采集应按国家"双随机"任务要求确定，采集的样品在有效期或保质期内且包装完好。同一批次的样品数量应当满足卫生质量检验、标签说明书判定、留样的需要。

2）样品送检　样品应当及时送至具有资质的检验机构检验，严格执行有关样品的交接程序，并保持样品包装完好。

3）样品确认　对于直接从生产企业或在华责任单位采集的样品，不必另行确认。

4）检验结果告知、公告　应按照《健康相关产品国家卫生监督抽检规定》的有关要求进行检验结果告知，对抽检结果有异议的样品，应按照《健康相关产品国家卫生监督抽检规定》的程序进行复检。

5）样品保存　综合监督执法机构应当设置专用的留样贮存场所、设施和设备，并按照所采集的样品标识的保存条件进行保存。卫生监督员应确保采集样品的真实性，需要封样保存的，应当有防拆封措施。对不合格样品应留样保存至抽查结果公告后 3 个月。

第三节 违法行为的查处和案例介绍

卫生监督员在对消毒产品生产企业进行日常监督检查时,发现企业存在违法、违规行为的,应当及时制作现场笔录、询问笔录等执法文书,收集、保存相关证据,需要采样检测的及时采样并制作产品样品采样记录等,对违法事实进行认定,下达卫生监督意见书责令限期改正,并依法进行查处。

一、违法行为处理

(一)卫生许可违法行为的处理

1. 消毒产品生产企业无卫生许可证(包括无效卫生许可证)的;生产企业超越卫生行政许可范围生产消毒产品的;消毒产品生产企业迁移厂址、另设分厂或车间,未取得新址消毒产品生产企业许可的;违反了《消毒管理办法》第三十二条第(一)项规定,依据《消毒管理办法》第四十四条,责令其限期改正,可以处 5000 元以下罚款;造成感染性疾病暴发的,可以处 5000 元以上 20 000 元以下的罚款。

2. 发现被许可人从事消毒产品卫生行政许可事项的活动,不符合其申请许可时的条件和要求的,应当下达卫生监督意见书责令其限期整改。

3. 涂改、转让、伪造、倒卖、出租、出借生产企业卫生许可证的应依据《卫生行政许可管理办法》第六十五条进行处罚。

4. 单位名称、法定代表人(负责人)、注册地址、生产单位地址名路牌与许可时不一致的,应当下达卫生监督意见书责令限期整改。

5. 生产工艺、生产车间布局发生改变的,应当下达卫生监督意见书责令其递交相关材料,重新审核合格后归入原档案;不符合《消毒产品生产企业卫生规范》的应当下达卫生监督意见书责令限期整改。

6. 生产的新消毒产品无卫生许可批件的,违反了《消毒管理办法》第三十二条第(一)项规定,依据《消毒管理办法》第四十四条,责令其限期改正,可以处 5000 元以下罚款;造成感染性疾病暴发的,可以处 5000 元以上 20 000 元以下的罚款。

(二)生产条件和生产过程违法行为的处理

1. 消毒产品生产条件不符合要求的,应当下达卫生监督意见书责令限期整改。

2. 生产环境卫生质量不符合要求的,或擅自改变经核准的生产工艺、生产车间布局的,应当下达卫生监督意见书责令限期整改。

3. 管理制度不执行，生产过程记录不符合《消毒产品生产企业卫生规范》要求的，应当下达卫生监督意见书责令限期整改。

（三）原材料卫生质量违法行为的处理

消毒产品使用原料卫生质量不符合国家卫生标准和卫生规范的，应当下达卫生监督意见书责令限期整改。

（四）仓储条件违法行为的处理

违反《消毒产品生产企业卫生规范》第三十二条、第三十三条、第三十四条要求的，应当下达卫生监督意见书责令限期整改。

（五）从业人员违法行为的处理

违反《消毒产品生产企业卫生规范》第四十五条、第四十六条、第四十七条、第四十八条、第四十九条要求的，应当下达卫生监督意见书责令限期整改。

（六）消毒产品卫生质量违法行为处理

1. 消毒产品生产企业产品投放市场前未按规定进行卫生质量出厂检验的，应当下达卫生监督意见书责令限期整改。

2. 消毒产品标签（铭牌）、说明书不符合《消毒产品标签说明书管理规范》的，违反了《消毒管理办法》第三十一条，可依据《消毒管理办法》第四十四条责令其限期改正，可以处 5000 元以下罚款；造成感染性疾病暴发的，可以处 5000 元以上 20 000 元以下的罚款。

3. 消毒产品抽检不合格的，生产企业违反了《消毒管理办法》第三十二条第（二）项，应当责令立即停止销售并召回市场上的产品；可依据《消毒管理办法》第四十四条进行处罚；用于传染病防治的消毒产品，导致或可能导致传染病传播流行的，可依据《传染病防治法》第七十三条第（三）项进行处罚。

二、案例介绍

1. 案由　某企业生产的消毒产品标签说明书不符合有关规定案。

2. 案情简介　2009 年 11 月 4 日，某省卫生厅接到原卫生部监督局《关于转请核查涉嫌冒充药品的"消字号"产品的函》（卫电〔2009〕113 号）后，责令当事地的市卫生局、县卫生局核查。卫生监督员突击检查了某保健用卫生用品有限责任公司生产现场，发现存在以下违法行为：①该公司生产的"依维意®聚维酮碘洗液"等 3 种产品及"苦参甲硝唑灵抑菌剂"等 10 种产品外包装说明书，出现或暗示对疾病的治疗效果。②该公司改变了许可时的条件和要求，生产车间无功能分区，原辅料的采购、产品的出库、生产过程、产品检验均无记录;原辅料采购不索证。当事人的行为违反了《消毒管理办法》第三十三条第二款(现行第三十一条第二款)、《国务院关于加强食品等产品安全监督管理的特别规定》第三条第三款。该省卫生厅依据《消毒管理办法》第四十七条(现行第四十四条)、《国务院关于加强食品等产品安全监督管理的特别规定》第三条第三款的规定,对当事人处以吊销消毒产品生产企业卫生许可证,并罚款人民币 5000 元的行政处罚。当事人接受了省卫生厅的行政处罚,并在当地卫生监督所的监督下,将库存的违规生产的产品及包装、说明书等进行了销毁。省卫生厅依法注销了被吊销的生产企业卫生许可证并公告。

3. 案例评析 市场上借抗(抑)菌产品之名仿冒药品,明示、暗示疗效的现象屡见不鲜。为维护公众身体健康,切实保障公众用药安全,2009 年 11 月经国务院同意,原卫生部等 6 部门联合印发了《药品安全专项整治工作方案》(国食药监办〔2009〕342 号),决定开展整治非药品冒充药品专项行动,凡是在标签、说明书中宣称具有功能主治、适应证或者明示预防疾病、治疗功能或药用疗效等,以及产品名称与药品名称相同或类似的消毒产品为非药品冒充药品,属于此次整治的范围。通过开展集中整治非药品冒充药品专项行动,使非药品冒充药品泛滥的势头得到有效遏制。本案是一起发生在专项整治期间典型的非药品冒充药品的案件,案情重大,不同于一般的产品标签说明书违规案件。

本案有以下几个特点:

(1)非药品冒充药品种类繁多,情节严重。①涉案产品种类多。突击检查时在该公司生产车间内共发现"依维意®聚维酮碘洗液""爱无忧依维意卫生露液体安全套""卫生栓"等多种违法产品,同时发现"五新安全栓""苦参甲硝唑灵抑菌剂""苦参妇炎灵抑菌剂""苦参双唑泰抑菌剂""苦参阴道炎""依维意®卫生栓""苦参霉菌灵""苦参黄白带净抑菌剂""苦参消糜灵栓""依维意®妇科千金栓"等 10 种产品的外包装说明书,上述产品在标签、说明书中均宣称具有功能主治、适应症或者明示预防疾病、治疗功能或药用疗效等。②对该公司经理的询问笔录及该公司出具的情况说明初步证明该公司不仅自己生产,同时还替其他企业加工冒充药品的"消字号"产品,并允许其他企业使用该公司厂名和其生产企业卫生许可证号。③现场发现生产栓剂,《消毒产品分类目录》已明确规定栓剂不属于卫生用品。④该公司改变了许可时的条件和要求,管理混乱,生产现场凌乱不堪,现场检查时生产工人未更衣即在原料库内用电炉熬制"卫生栓",生产车间到处堆放原辅料及产品,无功能区划分,无成品库,企业灌装间与生活厨房相通,且原辅料的采购、产品的出库、生产过程、产品检验均无记录,原辅料采购不索证等。

(2)依据《国务院关于加强食品等产品安全监督管理的特别规定》对该公司予以吊销生产企业卫生许可证的行政处罚。在整治非药品冒充药品专项行动期间,原卫生部办公厅印发了《关于开展整治消毒产品违法宣传疗效和添加药物专项行动的通知》(以下简称《通知》),其中针对违法行为的处理明确要求"生产企业不再符合《消毒产品生产企业卫生规范》的条件、要求,继续从事消毒产品的生产经营活动的,可以按照《国务院关于加强食品等产品安全监督管理的特别规定》第三条第三款的规定,由发证的卫生行政部门吊销卫生许可证,并公告。"该省卫生厅认为,该公司生产现场已不再符合《消毒产品生产企业卫生规范》的规定,按照该《通知》要求,依据《国务院关于加强食品等产品安全监督管理的特别规定》给予了吊销生产企业卫生许可证的行政处罚。

(3)启动了重大卫生行政处罚集体讨论制度。为了严格依法行政,加强卫生行政机关及卫生监督执法机构行政执法工作,确保规范、准确、有效、及时地实施行政处罚,该案件涉及吊销卫生行政许可,属于重大案件。因此,该省启动了重大卫生行政处罚集体讨论制度,卫生行政机关领导班子成员参加,监督处负责人及有关工作人员、卫生监督执法负责人和案件承办人员列席,集体讨论的内容包括立案依据是否充分并符合规定,对案件情况的调查或对违法事实的认定是否清楚、证据是否确凿、定性是否准确,适用法律法规是否正确,程序是否合法,提出的初步处理意见是否恰当,处罚文书制作是否规范等方面,最后作出了行政处罚决定,并形成《重大复杂案件集体讨论纪要》。

4. 不足和建议

(1)对当事人出租、出借等非法转让卫生许可证的行为未作出行政处罚。根据案情分析,本案中当事人允许其他企业使用该公司厂名和其生产企业卫生许可证号生产消毒产品,并从中牟利,可认定该公司存在出租、出借生产企业卫生许可证的违法行为,依据《行政许可法》第八十条第(一)项、《卫生行政许可管理办法》第六十五条第(一)项的规定,卫生行政部门应当依法给予行政处罚,但未明确规定处罚的种类和裁量,且《传染病防治法》及《消毒管理办法》也未有相应的规定条款,因而导致本案中对当事人出租、出借等非法转让卫生许可证的行为未做出相应处理。对此类违法行为的查处,还存在着法律上的空白,而此类案件并非个案,应引起足够重视。

(2)能否适用《特别规定》存在争议。本案发生在 2009 年的专项整治期间,鉴于该案违法情节严重,该省卫生厅按照原卫生部办公厅印发的《关于开展整治消毒产品违法宣传疗效和添加药物专项行动的通知》的相关规定,依据《国务院关于加强食品等产品安全监督管理的特别规定》给予了吊销卫生许可证的行政处罚,但消毒产品是否属于《特别规定》调整范围还存在着争议,因此在日常监督中应慎用。此类违法行为应依据《消毒管理办法》第三十一条、第四十四条进行查处。

第十二章
消毒产品经营使用单位和在华责任单位卫生监督

第一节 概　　述

随着我国经济的快速发展，人民生活质量显著提高，自我保健和卫生防病意识明显加强，不同种类、不同功效用途的消毒产品不断增多，消毒产品已经与人们的日常生活息息相关。消毒产品在预防控制传染病或感染性疾病的发生和流行，提高医疗卫生服务质量，保证食品、饮用水、公共场所环境等卫生安全以及改善广大人民群众工作、生活环境的卫生质量等方面起着至关重要的作用，消毒产品质量直接影响着公众的卫生安全。

目前，市场上消毒产品种类繁多、应用范围广泛，《消毒管理办法》强调卫生计生行政部门对从事消毒产品生产、经营活动的单位和个人的管理，及时发现并责令改正违法行为，是维护广大人民群众健康权益的"最后一道防线"，因此各级综合监督执法机构严格监管经营、使用单位的消毒产品就显得尤为重要。但在以往的监管过程中，我国的相关法规、规范未涉及对在华责任单位监管的具体要求，对进口的消毒产品仅为产品许可要求，造成了对国产消毒产品的日常监管严于进口消毒产品。为了保证国产、进口消毒产品的卫生质量，确保使用的安全性和有效性，2014年，原国家卫生计生委组织制定了《消毒产品卫生监督工作规范》，首次将进口消毒产品的在华责任单位纳入监管对象，明确了对其监督检查的内容和方法。

《消毒产品卫生监督工作规范》规定了消毒产品的卫生监督，是县级以上地方卫生计生行政部门及其综合监督执法机构依据《传染病防治法》《消毒管理办法》等有关法律法规规定，对消毒产品生产企业、在华责任单位以及消毒产品的经营、使用单位进行卫生监督检查的活动。明确规定了各级卫生计生行政部门及其综合监督执法机构对经营、使用单位和在华责任单位的监管职责，具体内容见第一章第一节。

第二节　监督检查内容与方法

一、经营、使用单位的监督检查内容与方法

（一）监督内容

1.建立消毒产品进货检查验收制度情况。

2.索取国产消毒产品生产企业卫生许可证、新消毒产品卫生许可批件或消毒产品卫生安全评价报告；核对消毒产品名称、生产企业或在华责任单位名称以及消毒产品标签（铭牌）、说明书。

3.检查消毒产品使用情况。

4.消毒产品卫生监督抽检。

（二）检查方法

1.检查消毒产品进货记录和有效期　经营、使用单位可对销售使用的每一个消毒产品建档，核查每批次产品的进货记录，并查看是否有合格的相关证明材料，产品是否都在有效期之内。检查使用单位时还应检查使用中的手消毒剂是否在启封后使用有效期内使用。

2.核查经营、使用的国产消毒产品与新消毒产品卫生许可批件或消毒产品卫生安全评价报告、生产企业卫生许可证标注的生产企业名称、产品类别是否一致，进口新消毒产品卫生许可批件或消毒产品卫生安全评价报告标注的在华责任单位名称、产品类别是否一致。

其中新消毒产品卫生许可批件应核查：①新消毒产品卫生许可批件的复印件真实性以及是否加盖原件持有者的印章；②是否在有效期内；③标注的产品名称、剂型或型号、生产企业、主要有效成分或杀菌因子、产品说明、使用范围、使用方法和注意事项等内容是否与产品标签说明书标注的内容一致。

消毒产品卫生安全评价报告应符合《消毒产品卫生安全评价规定》的有关规定，应核查产品经营、使用单位在经营、使用第一类、第二类消毒产品前，是否索取了《消毒产品卫生安全评价报告》[只包括标签（铭牌）、说明书、检验报告结论、国产产品生产企业卫生许可证、进口产品生产国（地区）允许生产销售的证明文件及报关单]的复印件，复印件上有无产品责任单位加盖公章。

同时还应重点核实消毒产品经营、使用单位索取的产品消毒产品卫生安全评价报告是否真实；评价报告内容是否齐全；是否有评价结果显示不符合消毒产品卫生安全评价报告；第一类消毒产品卫生安全评价报告是否过期等。具体要求可参见第十三章。

3.核查销售国产消毒产品生产企业卫生许可证或在华责任单位营业执

照、新消毒产品卫生许可批件或消毒产品卫生安全评价报告是否合法、有效《消毒产品生产企业卫生许可证》的编号格式为:(省、自治区、直辖市简称)卫消证字(发证年份)第×××号。如:京卫消证字〔2010〕第0001号。其他格式的编号均为无效证号。检查时应核查证号是否真实有效,是否在4年的有效期内,生产类别是否与产品的类别一致。

4. 检查经营、使用的消毒产品标签(铭牌)、说明书　标签(铭牌)、说明书内容应符合《消毒产品标签说明书管理规范》要求。

(1)检查标签和说明书中所标注的内容是否符合《消毒产品标签说明书管理规范》附件"消毒产品标签、说明书各项内容书写要求"的规定。具体要求如下:

1)用于黏膜的消毒剂应在最小销售包装标签和说明书中标注"仅限医疗卫生机构诊疗用"的内容。

2)消毒级的卫生用品包装(最小销售包装除外)标签应标注"消毒级"字样、消毒方法、消毒批号/消毒日期、有效期/限定使用日期。

3)卫生湿巾最小销售包装标签应标注杀菌有效成分及其含量、使用方法、使用范围和注意事项。

4)抗(抑)菌剂最小销售包装标签除要标注《消毒产品标签说明书管理规范》第十三条规定的内容外,还应标注产品主要原料的有效成分及其含量;含植物成分的抗(抑)菌剂,还应标注主要植物的拉丁文名称;对指示菌的杀灭率大于等于90%的,可标注"有杀菌作用";对指示菌的抑菌率达到50%或抑菌环直径大于7mm的,可标注"有抑菌作用";抑菌率大于等于90%的,可标注"有较强抑菌作用"。用于阴部黏膜的抗(抑)菌产品应当标注"不得用于性生活中对性病的预防"。

5)有消毒作用的隐形眼镜护理用品的说明书应注明主要有效成分及含量,杀灭微生物类别。

(2)检查是否有禁止标注内容

1)未列入消毒产品分类目录的产品不得标注任何与消毒产品管理有关的卫生许可证明编号。

2)同一个消毒产品标签和说明书上禁止使用两个及其以上产品名称。卫生湿巾和湿巾名称不得使用抗(抑)菌字样。

消毒产品标签及说明书禁止标注以下内容:

①卫生巾(纸)等产品禁止标注消毒、灭菌、杀菌、除菌、药物、保健、除湿、润燥、止痒、抗炎、消炎、杀精子、避孕,以及无检验依据的抗(抑)菌作用等内容。

②卫生湿巾、湿巾等产品禁止标注消毒、灭菌、除菌、药物、高效、无毒、

预防性病、治疗疾病、减轻或缓解疾病症状、抗炎、消炎、无检验依据的使用对象和保质期等内容。卫生湿巾还应禁止标注无检验依据的抑（杀）微生物类别和无检验依据的抗（抑）菌作用。湿巾还应禁止标注抗（抑）菌、杀菌作用。

③抗（抑）菌剂产品禁止标注高效、无毒、消毒、灭菌、除菌、抗炎、消炎、治疗疾病、减轻或缓解疾病症状、预防性病、杀精子、避孕，及抗生素、激素等禁用成分的内容；禁止标注无检验依据的使用剂量及对象、无检验依据的抑（杀）微生物类别、无检验依据的有效期以及无检验依据的抗（抑）菌作用；禁止标注用于人体足部、眼睛、指甲、腋部、头皮、头发、鼻黏膜、肛肠等特定部位；抗（抑）菌产品禁止标注适用于破损皮肤、黏膜、伤口等内容。

④隐形眼镜护理用品禁止标注全功能、高效、无毒、灭菌或除菌等字样，禁止标注无检验依据的消毒、抗（抑）菌作用，以及无检验依据的使用剂量和保质期。

⑤消毒剂禁止标注广谱、速效、无毒、抗炎、消炎、治疗疾病、减轻或缓解疾病症状、预防性病、杀精子、避孕，及抗生素、激素等禁用成分内容；禁止标注无检验依据的使用范围、剂量及方法，无检验依据的杀灭微生物类别和有效期；禁止标注用于人体足部、眼睛、指甲、腋部、头皮、头发、鼻黏膜、肛肠等特定部位等内容。

⑥消毒产品的标签和使用说明书中均禁止标注无效批准文号或许可证号以及疾病症状和疾病名称（疾病名称作为微生物名称一部分时除外，如"脊髓灰质炎病毒"等）。

（3）标签及说明书上标注的内容是否与消毒产品卫生安全评价报告或新消毒产品许可批件一致

主要核查消毒剂、消毒器械、抗（抑）菌制剂的名称、剂型、型号、批准文号、有效成分含量、使用范围、使用方法、有效期/使用寿命等与消毒产品卫生安全评价报告或新消毒产品许可批件是否一致。但从消毒专业知识和日常监督执法实践层面考虑，建议不要将"一致"理解为"一字不差"，而应理解为合法合理的"相符"。比如，某消毒剂产品许可核准的使用范围为"物体表面和餐饮具"，而产品标签说明书上的产品使用范围只标注了"餐饮具"，此时，虽然产品标签说明书标注的使用范围比较许可核准时少标注了"物体表面"，但此产品标签说明书标注的使用范围应是合法合理。因此，在对消毒产品标签说明书进行日常监督检查时，应当注意根据消毒学专业知识进行判定，切忌片面地认为"一致"就是"一字不差"。还应注意委托加工的消毒产品，标签应同时标注有产品责任单位和产品实际生产加工企业的信息。所标注生产企业卫生许可证号应为实际生产企业卫生许可证号。

5. 必要时对消毒产品进行监督抽检。

二、在华责任单位的监督检查内容与方法

在华责任单位的监督检查内容,包括工商营业执照、新消毒产品卫生许可批件或消毒产品卫生安全评价报告及进口消毒产品卫生质量。具体检查方法如下:

1. 工商营业执照　核查工商营业执照的营业范围、进口产品生产国(地区)允许生产销售的证明文件及报关单是否与所经销的消毒产品相符;进口消毒产品的卫生安全评价报告标注的在华责任单位名称、产品类别是否一致,具体要求同前节。

2. 新消毒产品卫生许可批件　核查进口的新消毒产品卫生许可批件是否与所经销的消毒产品相符。

3. 消毒产品卫生安全评价报告　检查需要进行卫生安全评价的进口消毒剂、消毒器械以及抗(抑)菌制剂是否具有符合《消毒产品卫生安全评价规定》的卫生安全评价报告,具体要求同前节。

4. 进口消毒产品卫生质量　检查销售的进口消毒产品是否在有效期内;进口消毒产品卫生质量检查方法参见经营使用单位产品卫生质量检查方法,其中产品质量标准应当符合消毒产品相关标准、规范的要求,并与产品卫生安全评价报告相符;必要时对进口消毒产品进行监督抽检。

三、卫生监督抽检

(一)抽检原则

1. 国家卫生监督抽检遵循科学、公正、公平、公开的原则。

2. 国家卫生监督抽检合格的产品,自检验报告出具之日起6个月内,除特殊情况外,地方卫生计生行政部门不得重复抽检该企业的同一品种产品。

(二)抽检方法

具体可参见第十一章第二节。不同于对生产企业消毒产品的抽检,在经营、使用单位抽检的消毒产品样品应进行抽检产品的确认。

(三)产品抽检程序和要求

在华责任单位的抽检同生产企业抽检要求,参见第十一章第二节。

经营、使用单位消毒产品卫生监督抽检工作可参照《健康相关产品国家卫生监督抽检规定》的要求,按以下程序和要求开展:

1. 现场检查和采样　现场检查和样品采集由两名以上卫生监督员完成,检查前向被抽检者出示监督证件。出具的相关行政执法文书(如《现场检查笔录》《产品样品采样记录》等)应有被采样单位陪同人员签名。

现场检查和采样方法应当符合国家有关规定。

2. 样品确认告知　对从经营、使用单位采集的定型包装样品，综合监督执法机构应当在采样后填写《产品样品确认告知书》，以特快专递形式书面告知样品上标识的产品责任单位或在华责任单位。

应确保《产品样品确认告知书》填写的有关内容与抽检产品标签或铭牌、说明书以及《产品样品采样记录》中的相关内容准确一致。

3. 样品确认　产品责任单位或在华责任单位应在收到《产品样品确认告知书》之日起 10 日内予以回复。逾期未回复确认的，视为对样品的真实性无异议。产品责任单位或在华责任单位在规定时限内对样品的真实性提出异议的，应提供有关书面证明文件。

对于产品责任单位或在华责任单位或其委托人进行现场确认的，建议索取以下资料：①确认人的身份证复印件；②产品责任单位或在华责任单位的加盖公章的委托书或证明函；③加盖公章的卫生许可证、新消毒产品卫生许可批件复印件或消毒产品卫生安全评价报告；④与产品确认相关的证据资料。

4. 样品送检　卫生监督员应当及时将样品送检，并按照规定填写样品检验通知单。检验机构接收样品人员验收样品后，应当在样品检验通知单上签字。应注意从产品抽检到产品送检过程中，保证产品按有关要求进行存储、运输。

5. 结果判定及告知　卫生计生行政部门在公布消毒产品抽检结果信息前，对检测结果不合格的产品，需将抽检结果告知被抽检单位。填写的《检验结果告知书》相关信息应准确。被抽检单位是经营单位的，还应将抽检结果告知该产品的产品责任单位或在华责任单位（无法确认产品责任单位或在华责任单位除外）。

产品责任单位、在华责任单位或经销单位对抽检结果有异议的，可以在收到抽检结果通知之日起 10 日内书面向承担抽检工作的卫生计生行政部门提出复检申请并申明理由。卫生计生行政部门应当在收到复检申请之日起 10 日内做出是否予以复检的决定。但有下列情形之一的，不予复检：①产品微生物指标超标的；②留样超过保质期的；③留样在正常储存过程中可能发生改变影响检验结果的；④已进行过复检的；⑤逾期提出复检申请的；⑥样品的产品责任单位对其真实性提出异议，但不能提供有关证明文件的。

（四）抽检结果的处理

1. 对经营单位、在华责任单位经营的消毒产品抽检不合格的

《消毒管理办法》第四十四条：消毒产品生产经营单位违反本办法第三十一条、三十二条规定的，由县级以上地方卫生计生行政部门责令其限期改正，可以处 5000 元以下罚款；造成感染性疾病暴发的，可以处 5000 元以上

20 000元以下的罚款。

《健康相关产品国家卫生监督抽检规定》第二十七条:各地卫生行政部门应对公布的国家卫生监督抽检结果涉及的违法生产经营单位依法及时进行查处,并责令生产经营单位采取下列整改措施:(一)公告收回不合格产品;(二)立即对企业内或在销的产品进行清理,不得继续生产销售不合格产品;(三)其他法律法规规定的要求。

2. 对医疗卫生机构使用的消毒产品抽检不合格的　医疗卫生机构违反《消毒管理办法》第四条规定的,依据《消毒管理办法》第四十二条,由县级以上地方卫生行政部门责令限期改正,可以处5000元以下罚款;造成感染性疾病暴发的,可以处5000元以上20 000元以下罚款。

第三节　违法行为的查处和案例介绍

一、违法行为的认定

通过现场监督检查、采样,制作现场笔录、询问笔录等执法文书,收集、保存相关证据,对违法事实进行认定。

二、违法行为的处理

(一)经营单位

1. 经营单位未索取生产企业卫生许可证、产品卫生安全评价报告或新消毒产品卫生许可批件复印件(加盖持有者公章)的,违反了《消毒管理办法》第三十条,由县级以上地方卫生计生行政部门责令其限期改正。

2. 经营单位违规虚假宣传消毒产品,其产品标签(含说明书)出现或暗示对疾病的治疗效果,以及其他违反《消毒产品标签说明书管理规范》规定,依据《消毒管理办法》,由县级以上地方卫生计生行政部门责令其限期改正,可以处5000元以下罚款;造成感染性疾病暴发的,可以处5000元以上20 000元以下的罚款。

3. 经营单位经营的消毒产品,其标签(含说明书)违反《消毒产品标签说明书管理规范》规定,由县级以上地方卫生计生行政部门责令其限期改正,并对辖地的产品责任单位依据《消毒管理办法》第四十四条予以行政处罚;产品责任单位属非管辖地的,则向产品责任单位所在地的卫生计生行政部门或综合监督执法机构通报协查。

(二)医疗机构

医疗卫生机构未建立并执行进货检查验收制度的,违反了《消毒管理办法》第七条,依据《消毒管理办法》第四十四条,由县级以上地方卫生计生行政部门责令其限期改正,可以处 5000 元以下罚款;造成感染性疾病暴发的,可以处 5000 元以上 20 000 元以下罚款。

（三）经营单位、在华责任单位经营的消毒产品无新消毒产品卫生许可批件或无 / 不合格卫生安全评价报告

经营单位、在华责任单位经营的消毒产品无新消毒产品卫生许可批件或无 / 不合格卫生安全评价报告,违反了《消毒管理办法》第三十二条和《消毒产品卫生安全评价规定》,依据《消毒管理办法》第四十四条、《消毒产品卫生安全评价规定》第十七条,可以由县级以上地方卫生计生行政部门责令限期改正,可以处 5000 元以下罚款;造成感染性疾病暴发的,可以处 5000 元以上 20 000 元以下罚款。

（四）消毒产品抽检卫生质量不合格的情形,参见本章第二节。

三、案例介绍

（一）案例 1

1. 案由　某母婴用品专卖店经营标签说明书不符合规定的消毒液案。

2. 案情简介　某市卫生监督所接到群众举报,称当地某母婴用品专卖店经营的国外某品牌婴幼儿消毒液产品存在夸大宣传的行为。卫生监督员随即对该某母婴用品专卖店进行核查,发现该专卖店经营有被举报的产品,且该产品的在华责任单位也位于本市。

现场检查产品的在华责任单位,发现该单位对被举报产品进行了卫生安全评价,并备案。通过进一步核查发现,该专卖店经营的某品牌婴幼儿消毒液产品标签说明书标注的杀灭微生物类别为"可杀灭肠道致病菌、化脓性球菌、致病性酵母菌和细菌芽胞,并能灭活病毒",而在华责任单位对该产品的卫生安全评价报告中的标签说明书标注的杀灭微生物类别为"可杀灭肠道致病菌、化脓性球菌、致病性酵母菌",并有相应的检测报告依据。核查证实该专卖店为了提高产品销量,擅自修改了标签说明书。

3. 违法行为处理　该母婴用品专卖店存在经营的消毒液标签说明书不符合规定的行为,违反了《消毒管理办法》第三十一条第一款,《消毒产品标签说明书管理规范》第三条第（五）项的规定,依据《消毒管理办法》第四十四条,责令其立即改正,给予该母婴用品专卖店罚款人民币 5000 元整的行政处罚。

（二）案例 2

1. 案由　某医院使用的消毒液卫生质量不符合国家标准案。

2. 案情简介　某市卫生监督员在开展消毒产品卫生监督抽检工作时,在该市一综合医院库房内随机抽检了未使用的完整包装的外省某品牌戊二醛消

毒液,并送省疾病预防控制中心进行相关项目的检测。经检测,该品牌戊二醛消毒液的有效成分含量低于《戊二醛类消毒剂卫生标准》(GB 26372—2010)规定。该医院和产品生产企业在接到《检验结果告知书》后,在规定时限内均未提出产品复检申请。

3. **违法行为处理** 该医院存在使用的消毒液卫生质量不符合国家标准的行为,违反了《消毒管理办法》第四条,依据《消毒管理办法》第四十二条,责令其立即改正,给予该医院罚款人民币 5000 元整的行政处罚。同时,向该产品生产企业所在地综合监督执法机构进行通报,由该产品生产企业所在地的综合监督执法机构对生产企业存在的违法行为予以查处。

第十三章
消毒产品卫生安全评价要求

第一节 概 述

消毒产品卫生安全评价制度是规范产品卫生行政许可取消后的消毒产品责任单位生产经营行为,保障消毒产品使用的安全性和有效性的重要措施。为加强取消产品卫生行政许可对消毒产品的事后监督,保证上市销售的消毒产品的卫生安全和有效性,2009 年,我国建立了消毒产品卫生安全评价制度。2013 年,原国家卫生计生委为贯彻落实国务院取消除利用新材料、新工艺技术和新杀菌原理生产消毒剂和消毒器械之外的消毒产品的行政审批,适应政府深化行政审批制度改革和推进原国家卫生计生委职能转变的新形势的需要,研究修订 2009 年版的《消毒产品卫生安全评价规定》,通过采用梳理、收集和整理相关资料、现场调研、现场验证、广泛征求意见、反复论证以及对征求意见进行汇总、整理、分析、研讨等方法,采纳合理意见和建议确定修订内容,于 2014 年 6 月颁布了修订后的《消毒产品卫生安全评价规定》(以下简称《评价规定》),修订后的《评价规定》适合所有取消卫生行政许可的消毒产品。

和 2009 年版相比,《评价规定》修订和完善了评价主体、评价对象、评价内容、评价依据、检验要求、检验机构责任和行政处罚的情形;提出了消毒产品分类管理的概念,明确了不同类别不同风险的消毒产品的重点检验项目和消毒产品卫生安全评价报告全国有效性及其有效期。

《评价规定》进一步强化了消毒产品责任单位的主体责任,规定了消毒产品经营、使用单位的责任,明确了县级以上地方卫生计生行政部门及其综合监督执法机构对消毒产品卫生安全评价监督的职责任务。

《评价规定》是作为《消毒管理办法》配套实施的规范,其强制执行的力度不如行业强制性标准,不能适应目前职权下移的监管需要,因此 2016 年,原国家卫生计生委立项了强制性行业标准《消毒产品卫生安全评价技术要求》,

纳入近年来卫生计生委颁布实施的、与消毒产品监督管理相关的法规性文件的相关内容,作为《评价规定》中技术指标部门内容的补充和完善,以提高其可执行性,使之更好地为消毒产品监督执法发挥应有的作用。

第二节　评价内容

《评价规定》主要内容包括消毒产品卫生安全评价报告的评价主体、评价对象、评价内容、评价依据、检验要求、检验机构责任、消毒产品卫生安全评价报告有效性、备案要求、行政处罚的情形以及对消毒产品经营、使用单位索证的要求等,建立了卫生安全评价报告事中备案制度。备案不是对产品的卫生行政许可。

一、主要评价内容

(一)评价主体

《评价规定》明确了消毒产品卫生安全评价主体为产品责任单位。消毒产品责任单位是指依法承担因产品缺陷而致他人人身伤害或财产损失赔偿责任的单位或个人。其中,国产消毒产品责任单位为消毒产品生产企业,委托生产和(或)加工的,特指委托方;进口消毒产品责任单位为消毒产品在华责任单位。《评价规定》还要求消毒产品责任单位应在第一类、第二类消毒产品首次上市前自行或者委托第三方进行卫生安全评价,并对评价结果负责;卫生安全评价合格的消毒产品方可上市销售,以保证进入市场的消毒产品的卫生质量。

(二)评价对象

在我国境内生产、经营的除新消毒产品以外的不需要进行卫生行政审批的所有第一类、第二类消毒产品,包括国产和进口的消毒产品作为卫生安全评价对象。

(三)评价内容

消毒产品卫生安全评价内容在2009年版《评价规定》基础上增加了检验报告的结论、国内产品生产企业卫生许可资质、进口产品生产国(地区)允许生产销售的批文情况、生物指示物、化学指示物、带有灭菌标识的灭菌物品包装物产品配方、消毒器械主要元器件等。消毒产品卫生安全评价内容包括消毒产品标签(铭牌)、说明书、检验报告(含结论)、企业标准或质量标准、国产产品生产企业卫生许可资质、进口产品生产国(地区)允许生产销售的批文及报关单。其中,消毒剂、生物指示物、化学指示物、带有灭菌标识的灭菌物品包装物、抗(抑)菌制剂还包括产品配方,消毒器械还应当包括产品主要元器件、结构图。

《评价规定》对评价内容的各项指标进行了详细的规定。其中,消毒产品标签(铭牌)是指消毒剂和抗(抑)菌制剂的标签、消毒器械的铭牌,要求消毒产品的标签(铭牌)、说明书应当符合《消毒产品标签说明书管理规范》和相关卫生标准的要求;企业标准或质量标准是指国产消毒产品经依法备案的企业标准、进口消毒产品的质量标准,对消毒产品企业标准和质量标准中的原材料卫生质量要求、技术要求及其检验方法、型式检验项目、出厂检验项目等进行了规定,要求应当符合国家卫生法律法规、标准、规范和规定要求,且产品技术要求不得低于相应产品卫生标准。这里说的企业标准依法备案,是指根据 2017 年 11 月 4 日发布的新修订的《标准化法》,取消了企业标准的备案制度,改为通过国家"企业标准信息公共服务平台"自我申明公开,视为依法备案。

(四)评价依据

消毒产品卫生安全评价依据应包括消毒产品卫生法律法规、各类消毒产品卫生标准、技术规范、检验规范和《消毒产品标签说明书管理规范》等有关规定。目前已实施的消毒产品卫生标准包括二氧化氯消毒剂、胍类消毒剂、含碘消毒剂、季铵盐类消毒剂、含溴消毒剂、过氧化物类消毒剂、戊二醛消毒剂、乙醇消毒剂、酚类消毒剂、空气消毒剂、医疗器械消毒剂、手消毒剂、皮肤消毒剂、黏膜消毒剂、普通物体表面消毒剂、疫源地消毒剂、过氧化氢气体等离子体低温灭菌装置、臭氧发生器、次氯酸钠发生器、酸性氧化电位水生成器、紫外线空气消毒器、内镜自动清洗消毒机、二氧化氯消毒剂发生器、小型压力蒸汽灭菌器、紫外线杀菌灯等 20 多种消毒产品。产品责任单位进行的卫生安全评价应符合上述依据的规定。

(五)检验要求

《评价规定》第十条规定,产品责任单位在对消毒产品进行卫生安全评价时,应当对消毒产品进行检验,并对样品的真实性负责。所有检验项目应当使用同一个批次产品完成(检验项目及要求见表)。

1. 消毒剂检验项目及要求(表 13-1)

表 13-1　消毒剂检验项目及要求

检测项目	消毒对象												
	皮肤	黏膜	手	餐饮具	瓜果蔬菜	生活饮用水	游泳池水	医院污水	空气	医疗器械和用品			一般物体表面和织物	其他
										灭菌与高水平消毒	中水平消毒	低水平消毒		
外观	+	+	+	+	+	+	+	+	+	+	+	+	+	+
有效成分含量测定	+	+	+	+	+	+	+	+	+	+	+	+	+	+

续表

检测项目	消毒对象									医疗器械和用品			一般物体表面和织物	其他
	皮肤	黏膜	手	餐饮具	瓜果蔬菜	生活饮用水	游泳池水	医院污水	空气	灭菌与高水平消毒	中水平消毒	低水平消毒		
pH测定①	+	+	+	+	+	+	+	+	+	+	+	+	+	+
稳定性试验	+	+	+	+	+	+	+	+	+	+	+	+	+	+
连续使用稳定性试验	−	−	−	±	±	−	−	−	−	±	−	−	−	±
铅、砷、汞的测定②	+	+	+	+	+	+	+	+	+				+	±
金属腐蚀性试验	−	−	−	±	±	−	−	−	±	+	+	+	±	±
实验室对微生物杀灭效果测定③④⑤	+	+	+	+	+	+	+	+	+	+	+	+	+	+
模拟现场试验或现场试验⑥	+	+	+	+	+	+	+	+	+	+	+	+	+	+
毒理学安全性检测⑦	+	+	+	+	+	+	+	+	±	+	+	+	+	+
总体性能试验	−	−	−	−	−	−	+	−	−	−	−	−	−	−

注："+"为必须做项目，"−"为不做项目，"±"为选做项目

①戊二醛类消毒剂进行加pH调节剂前、后的pH测定，如产品为固体应做最高使用浓度溶液。

②餐饮具、瓜果蔬菜、生活饮用水仅做铅、砷。

③根据标签、说明书标注的杀灭微生物类别和使用范围进行相应的指示微生物试验。

④乙醇消毒液、戊二醛类消毒剂、次氯酸钠类消毒剂、漂白粉和漂粉精类消毒剂使用范围中，用于一般物体表面和织物消毒的应做金黄色葡萄球菌定量杀菌试验；用于洁具表面消毒的应做白色念珠菌定量杀菌试验；用于生活饮用水、游泳池水、污水和瓜果蔬菜的应做大肠杆菌定量杀菌试验；用于餐饮具消毒的应做脊髓灰质炎病毒灭活试验；用于体液污染物品和排泄物等消毒的应做细菌芽胞定量杀菌试验；用于手、皮肤、黏膜消毒的应做白色念珠菌定量杀菌试验；用于医疗器械、用品灭菌和高水平消毒的应做细菌芽胞定性和定量杀菌试验，中水平消毒应做龟分枝杆菌定量杀菌试验；用于空气消毒的应做白色葡萄球菌定量杀菌实验；其他用途的按照标签、说明书杀灭微生物类别和使用范围确定

一项抗力最强微生物的杀灭试验。进一步说明医疗器械高水平消毒的要做定量杀菌实验,次氯酸钠类消毒剂用于医疗器械消毒的要做模拟现场或现场消毒实验。

⑤次氯酸钠类消毒剂以及清洁后消毒的消毒剂杀菌试验用有机干扰物质浓度为0.3%。

⑥用于医疗器械、用品的消毒剂(含无纺布为载体消毒剂)及灭菌剂的模拟现场试验,所用指示微生物应按适用范围选择抗力最强指示微生物进行试验。

⑦除乙醇消毒液、戊二醛类消毒剂、次氯酸钠类消毒剂、漂白粉和漂粉精类消毒剂外均应做急性经口毒性或急性吸入毒性试验及一项致突变试验;标签、说明书中标明用于手、皮肤消毒的应做多次皮肤刺激性试验,标明用于黏膜或破损皮肤的消毒剂应做眼刺激性试验,标明用于阴道黏膜的消毒剂应做阴道黏膜刺激性试验

2. 消毒器械检验项目及要求(表 13-2)

表 13-2　消毒器械检验项目及要求

检测项目	消毒对象												
	皮肤	黏膜	手	餐饮具	瓜果蔬菜	生活饮用水	游泳池水	医院污水	空气	医疗器械和用品			其他
										灭菌与高水平消毒	中水平消毒	低水平消毒	一般物体表面和织物
主要杀菌因子强度测定(含变化曲线)①	+	+	+	+	+	+	+	+	+	+	+	+	+	±
铅、砷、汞的测定(限产生化学杀微生物因子的器械)②	+	+	+	+	+	+	−	−	−	−	−	−	−	±
金属腐蚀性试验(限产生化学杀微生物因子的器械)③	−	−	−	±	±	±	±	±	±	+	+	+	±	±
实验室对微生物杀灭效果测定④	+	+	+	+	+	+	+	+	+	+	+	+	+	+

续表

检测项目	消毒对象													
	皮肤	黏膜	手	餐饮具	瓜果蔬菜	生活饮用水	游泳池水	医院污水	空气	医疗器械和用品			一般物体表面和织物	其他
										灭菌与高水平消毒	中水平消毒	低水平消毒		
模拟现场试验或现场试验⑤	+	+	+	+	+	+	+	+	+	+	+	+	+	+
毒理学安全性检测⑥	+	+	+	+	+	+	−	−	−	+	+	+	+	+
总体性能试验	−	−	−	−	−	+	−	−	−	−	−	−	−	−

注:"+"为必须做项目,"−"为不做项目,"±"为选做项目

①环氧乙烷消毒(灭菌)柜、等离子体低温灭菌装置、低温蒸气甲醛灭菌柜等可不测定,其他消毒器械均应进行该项试验。②餐饮具、瓜果蔬菜、生活饮用水仅做铅、砷。③铭牌、使用说明书中未注明不得用于金属物品消毒的产生化学因子的消毒器械,必须进行该项试验。④紫外线杀菌灯不做杀菌试验,其他消毒器械根据使用说明书标注的杀灭微生物类别和使用范围进行相应的指示微生物试验。一星级食具消毒柜应对大肠杆菌杀灭效果进行测定,二星级食具消毒柜对脊髓灰质炎病毒杀灭效果进行测定;压力蒸汽灭菌器应对嗜热脂肪杆菌芽胞杀灭效果进行测定。⑤模拟现场试验所用指示微生物应按使用范围选择抗力最强指示微生物进行试验。⑥生成化学消毒液(除次氯酸钠类)的消毒器械应做急性经口毒性或急性吸入毒性试验及一项致突变试验;铭牌、使用说明书中标明用于手、皮肤消毒的应做多次皮肤刺激性试验,标明用于黏膜的应做眼刺激性试验

3. 指示物检验项目及要求(表 13-3)

表 13-3　指示物检验项目及要求

检测项目	紫外线灯辐射强度指示卡	消毒剂浓度试纸	生物指示物	灭菌化学指示物③
生物指示物含菌量	−	−	+	−
存活时间和杀灭时间	−	−	+	−
D 值	−	−	+	−
测定相应消毒灭菌因子条件下的化学指示物颜色变化情况①	−	−	−	+

续表

检测项目	紫外线灯辐射强度指示卡	消毒剂浓度试纸	生物指示物	灭菌化学指示物③
影响因素试验	–	–	–	+
测定相应消毒灭菌因子条件下指示微生物存活情况②	–	–	–	+
紫外线强度比较测定	+	–	–	–
消毒剂浓度比较测定	–	+	–	–
稳定性试验	+	+	+	+
卫生标准规定的其他指标测定	–	–	±	±

注:"+"为必须做项目,"–"为不做项目,"±"为选做项目

①包括成功试验和一项失败试验。②湿热、过氧化氢低温等离子体、低温蒸气甲醛灭菌应当选择嗜热脂肪杆菌芽胞,其他消毒灭菌因子应当选择枯草杆菌黑色变种芽胞。③包括灭菌效果化学指示物和灭菌过程化学指示物

4. 包装物检验项目及要求(表 13-4)

表 13-4　　带有灭菌标识的灭菌物品包装物检验项目及要求

检测项目	包装材料材质		
	纸质	非纸质	
		透气材料	不透气材料
包装材料一般检查	+	+	+
包装材料无菌有效期试验	+	+	+
包装材料质量测定	+	–	–
灭菌因子穿透性能测定	+	+	+
灭菌对包装标识的影响试验	+	+	+
包装材料不透气性试验	+	–	+
透气性材料微生物屏障试验	+	+	–
微生物通透性试验	–	±	–
包装材料有效期试验	+	+	+

注:"+"为必须做项目,"–"为不做项目,"±"为选做项目

5. 抗(抑)菌制剂检验项目及要求(表 13-5)

表 13-5 抗(抑)菌制剂检验项目及要求

检验项目	抗菌制剂	抑菌制剂
有效成分含量测定①	+	+
稳定性试验	+	+
pH 测定②	+	+
微生物指标:		
细菌菌落总数	+	+
大肠菌群	+	+
真菌菌落总数	+	+
致病性化脓菌	+	+
杀灭微生物指标:		
大肠杆菌杀灭试验	+	–
金黄色葡萄球菌杀灭试验	+	–
白色念珠菌杀灭试验③	±	–
其他微生物杀灭试验	±	
抑制微生物指标:		
大肠杆菌抑菌试验	–	+
金黄色葡萄球菌抑菌试验	–	+
白色念珠菌抑菌试验③	–	±
其他微生物抑制试验④	–	±
毒理学指标检测⑤	+	+

注:"+"为必须做项目,"–"为不做项目,"±"为选做项目

①限于化学成分。②膏、霜剂产品除外。③标签、使用说明中标明对真菌有作用或用于外阴部的产品进行该项试验。④标签、使用说明中标明对某一特定微生物有杀灭或抑制作用的,应当进行该项试验。⑤标签、说明书中标明用于皮肤的抗(抑)菌制剂应进行多次皮肤刺激性试验,标明使用后及时清洗只进行暴露时间 2 小时的急性皮肤刺激试验;标明用于黏膜的抗(抑)菌制剂应当进行眼刺激性试验;标明用于阴道黏膜的抗(抑)菌制剂应当进行阴道黏膜刺激性试验

6. 重新检验的要求 《评价规定》第十二条规定,有下列情形之一的,应当对产品重新进行检验:

(1)实际生产地址迁移、另设分厂或车间、转委托生产加工的。其中,消毒剂和抗(抑)菌制剂应当进行有效成分含量测定、原液稳定性试验、pH 测定;消毒器械应当进行主要杀菌因子强度测定,不具备杀菌因子测定条件的应当进行模拟现场试验;生物指示物应当进行含菌量测定,化学指示物应当进行颜色变化情况测定,带有灭菌标识的灭菌物品包装物应当进行灭菌因子穿透性能测定。

(2)消毒剂、抗(抑)菌制剂延长产品有效期的,应当进行有效成分含量、

pH、一项抗力最强的微生物杀灭（或抑制）试验和稳定性试验；使用原送检样品的只需做稳定性试验。

（3）消毒剂、消毒器械和抗（抑）菌制剂增加使用范围或改变使用方法的，应当进行相应的理化、微生物杀灭（或抑制）和毒理试验。

《评价规定》进一步完善和规范了首次上市前进行卫生安全评价的检验项目、送检样品、检验方法、检验报告及检验结论、检验机构要求，同时，明确了检验机构的责任和违规处理原则。按照既保证消毒产品安全性和有效性，又尽量给生产企业减轻负担的原则，对于首次上市前和上市后消毒产品的几种不同情形进行卫生安全评价的检验项目进行了规定。如对于首次上市的消毒剂减少了 1 项基本毒性试验项目，皮肤黏膜消毒剂还减少了亚急性毒性等毒理检验项目；对于消毒器械减少了电器安全性和使用寿命检验项目，次氯酸钠发生器不做毒性试验；对于抗（抑）菌制剂减少了黏膜刺激性等部分毒理检验项目，膏、霜剂产品减少了 pH 测定检验项目。对于用于人体、手、皮肤、黏膜消毒的消毒剂和消毒器械（限产生化学杀微生物因子的器械），按照消毒产品强制性国家卫生标准的要求，增加了铅、砷、汞的检验项目。规定了已按《评价规定》要求完成卫生安全评价上市后的消毒产品，在特殊情形下重新进行关键检验项目的检验要求，包括消毒产品实际生产地址迁移、另设分厂或车间、转委托生产加工的，消毒剂、抗（抑）菌制剂延长产品有效期的，消毒剂、消毒器械和抗（抑）菌制剂增加使用范围或改变使用方法的以及第一类消毒产品卫生安全评价报告有效期 4 年期满前的；明确了两年内国家监督抽检合格的检验项目可免检。同时，从有利于相对人的角度出发，保持了原政策的延续性，《评价规定》已按 2009 版《评价规定》要求进行卫生安全评价的 75% 单方乙醇消毒液、次氯酸钠类消毒剂、戊二醛类消毒剂、漂白粉和漂粉精类消毒剂、紫外线杀菌灯、食具消毒柜［限于符合《食具消毒柜安全和卫生要求》（GB 17988）的产品］、压力蒸汽灭菌器类消毒器械和抗（抑）菌制剂等 8 类消毒产品仍然按原评价规定做关键项检验，抗（抑）菌制剂还减少了部分毒理试验，特别是紫外线杀菌灯不需要做杀菌试验。

（六）评价报告

《评价规定》第十四条规定，产品责任单位的卫生安全评价应当形成完整的《消毒产品卫生安全评价报告》，评价报告包括基本情况和评价资料两部分（表 13-6）。为避免同一个产品在多省重复进行卫生安全评价，给企业造成不必要的经济负担，同时方便消毒产品经营、使用单位索证管理，明确了《消毒产品卫生安全评价规定》在全国有效。另外，规定了第一类消毒产品卫生安全评价报告有效期为 4 年，第二类消毒产品卫生安全评价报告长期有效，以加强对较高风险消毒产品的监管。

表 13-6 消毒产品卫生安全评价报告

产品名称：_____

剂型 / 型号：_____

产品责任单位名称 (盖章) :_____

评价日期：_____

一、基本情况

产品责任单位名称		产品责任单位地址	
法定代表人 / 责任人		电话	邮编
实际生产单位名称		实际生产单位地址	
实际生产企业卫生许可证号		法定代表人 / 责任人	
进口产品报关单号			
该产品属于哪类产品			第一类（　）第二类（　）
该产品名称是否符合《健康相关产品命名规定》和《消毒产品标签说明书管理规范》的要求			是（　）否（　）
标签 (铭牌)、说明书是否符合《消毒产品标签说明书管理规范》及相关标准、规范的要求			是（　）否（　）
检验项目是否齐全			是（　）否（　）
检验结果是否符合要求			是（　）否（　）
产品企业标准 (质量标准) 是否符合要求			是（　）否（　）
该产品的类别是否与企业卫生许可的类别相适应			是（　）否（　）
产品配方是否添加了禁止使用的原材料			是（　）否（　）
产品配方是否与实际生产产品配方一致			是（　）否（　）
消毒器械结构图是否与产品实际结构一致			是（　）否（　）
所用原材料是否合格			是（　）否（　）
原材料所用量是否符合相关法定要求			是（　）否（　）
评价结论：消毒产品是否符合相关法规、规范、标准等法定要求			是（　）否（　）
承诺：本单位对消毒产品的卫生安全评价结论负责，保证所提供标签 (铭牌)、说明书、检验报告 (含结论)、企业标准或质量标准、产品配方、消毒器械元器件、结构图真实、有效，与所生产销售的产品相符，并承担相应的法律责任			

二、评价资料

（一）标签（铭牌）、说明书；

（二）检验报告（含结论）；

（三）企业标准或质量标准；

（四）国产产品生产企业卫生许可证；

（五）进口产品生产国（地区）允许生产销售的证明文件及报关单；

（六）产品配方；

（七）消毒器械元器件、结构图。

备注：

1. 经营使用单位索证时，产品责任单位提供的卫生安全评价报告资料包括标签（铭牌）、说明书、检验报告结论、国产产品生产企业卫生许可证、进口产品生产国（地区）允许生产销售的证明文件及报关单；

2. 卫生安全评价报告备案时，产品责任单位需提供一式两份，一份为卫生计生行政部门存档，一份为企业存档；

3.（一）、（三）、（四）和（五）为原件或复印件，（二）、（六）和（七）为原件。复印件应由产品责任单位加盖公章；

4. 本表应使用 A4 规格纸张打印，资料按顺序排列，逐页加盖产品责任单位公章，并装订成册。

（七）事中备案

《评价规定》要求第一类、第二类消毒产品首次上市时，产品责任单位应当将卫生安全评价报告向所在地省级卫生计生行政部门备案。省级卫生计生行政部门对卫生安全评价报告进行形式审查。原国家卫生计生委《关于进一步加强消毒产品事中事后监管的通知》（国卫监督发〔2015〕90 号）取消了消毒产品卫生安全评价报告备案的凭证。

已完成卫生安全评价的消毒产品上市后，产品如有改变（配方或结构、生产工艺）或有下列 3 种情形之一的：①消毒产品实际生产地址迁移、另设分厂或车间、转委托生产加工的；②消毒剂、抗（抑）菌制剂延长产品有效期的；③消毒剂、消毒器械和抗（抑）菌制剂增加使用范围或改变使用方法的，产品责任单位应当及时更新《评价报告》相关内容，保证所评价产品与所生产销售产品相符，同时到原备案机关备案。省级卫生计生行政部门应当定期公告生产企业卫生许可和产品卫生安全评价备案相关信息，积极探索建立消毒产品网上备案信息服务平台，以方便经营、使用单位、公众和监管部门查询。

必须明确，现行的消毒产品卫生安全评价报告备案制度，不是消毒产品行政许可的事前备案,而是不需要进行行政审批的第一类、第二类消毒产品责任单位在消毒产品首次上市时,向所在地的省级卫生计生行政部门的告知行为,以便监管部门有效加强上市消毒产品的事中、事后监管。《评价规定》要求省级卫生计生行政部门对卫生安全评价报告进行形式审查,而非技术审查,并规定了消毒产品责任单位应在产品首次上市前自行或者委托第三方进行卫生安全评价,并对评价结果负责。

（八）经营、使用单位索证要求

《评价规定》要求消毒产品的经营、使用单位在经营、使用第一类、第二类消毒产品前,应当索取已备案的《消毒产品卫生安全评价报告》。其中卫生安全评价报告中的评价资料只包括消毒剂和抗(抑)菌制剂的标签或消毒器械铭牌、消毒产品的说明书、检验报告结论、国产消毒产品生产企业卫生许可证、进口消毒产品生产国(地区)允许生产销售的证明文件及报关单。减少了对全套检验报告的索取要求,使消毒产品责任单位减负的同时,方便了经营、使用单位甄别合格产品的报告;同时,取消了对消毒产品企业标准或质量标准的索取要求。

二、政策衔接的有关问题

（一）有新卫生许可批件消毒剂、消毒器械

已获得新卫生许可批件的消毒剂和消毒器械,批件在有效期内可继续使用,有效期满按照《评价规定》要求将其相关资料直接转换为卫生安全评价报告并备案。其中,检验项目应依据《评价规定》附件中的检验项目缺项补齐,如原审批时用于人体手、皮肤、黏膜消毒的消毒剂和消毒器械(限产生化学杀微生物因子的器械)未做铅、砷、汞检验的,应按照新《评价规定》要求补做该项检验。

（二）已通过技术审查而未取得批件的消毒剂、消毒器械

原国家卫生和计划生育委员会通告2013年第4号(国卫通〔2013〕4号)中列出已通过技术审查的消毒剂、消毒器械,应按规定时限按照《评价规定》要求将其相关资料直接转换为卫生安全评价报告并备案,其中,检验项目应依据《评价规定》附件中的检验项目缺项补齐。

（三）已按原要求进行卫生安全评价上市的消毒产品

已按照2009年版《评价规定》要求进行卫生安全评价上市的消毒产品,包括75%单方乙醇消毒液、次氯酸钠类消毒剂、戊二醛类消毒剂、漂白粉和漂粉精类消毒剂、紫外线杀菌灯、食具消毒柜(限于符合GB 17988《食具消毒柜安全和卫生要求》的产品)、压力蒸汽灭菌器类消毒器械和卫生用品中的抗(抑)

菌制剂等 8 类消毒产品,应当按照新《评价规定》的有关要求将相关资料直接转换为卫生安全评价报告并备案。

（四）检验样品批次

《评价规定》要求产品责任单位在应在第一类、第二类消毒产品首次上市前进行卫生安全评价,在进行卫生安全评价时应当对消毒产品进行检验,并对样品的真实性负责;所有检验项目应当使用同一个批次产品完成。由于已获得新消毒产品卫生许可批件的消毒剂和消毒器械、已通过技术审查而未取得批件的消毒剂和消毒器械以及已按 2009 年版《评价规定》要求进行卫生安全评价上市的消毒产品,均不属于《评价规定》中的首次上市的消毒产品,因此,不需要按《评价规定》)重新做全套试验,若原检验报告的检验方法、检验项目不符合《评价规定》新要求,则需要重新进行该项检验,所补做的检验项目,由于原送检样品批次的产品已过有效期,因此样品可以使用与原检验报告中的其他检验项目的产品批次不同的消毒产品。

第三节　违法行为处理

一、卫生安全评价的违法情形的处理

2009 年版《评价规定》中,规定有 3 种违法行为的认定情形,即消毒产品首次上市前未进行卫生安全评价的,出具虚假卫生安全评价报告的,卫生安全评价报告结果显示产品不符合要求上市销售、使用的,新修订的《评价规定》进一步完善并增加了 5 种违法行为认定的情形:包括第一类消毒产品卫生安全评价报告有效期满未重新进行卫生安全评价的;卫生安全评价报告中评价项目不全上市销售、使用的;消毒产品有效期过期的;有《评价规定》第十二条规定情形之一,未重新进行检验的;产品上市后如有改变(配方或结构、生产工艺)或有《评价规定》第十二条规定情形之一,未对卫生安全评价报告内容进行更新的。在监督检查中,发现第一类、第二类消毒产品有上述情形之一的,应该认定为属于不符合国家卫生标准、卫生规范要求或卫生质量不合格的情形,该产品责任单位违反了《传染病防治法》第二十九条、《消毒管理办法》第三十二条的规定,卫生计生行政部门应当依据《传染病防治法》第七十三条第一款或《消毒管理办法》第四十四条进行处理。

二、消毒产品生产经营违法行为的处理

《消毒管理办法》第三十二条规定:禁止生产经营下列消毒产品:(一)无

生产企业卫生许可证或新消毒产品卫生许可批准文件的;(二)产品卫生安全评价不合格或产品卫生质量不符合要求的。第四十四条规定:消毒产品生产经营单位违反本办法第三十一条、第三十二条规定的,由县级以上地方卫生计生行政部门责令其限期改正,可以处 5000 元以下罚款;造成感染性疾病暴发的,可以处 5000 元以上 20 000 元以下的罚款。